中国妇幼保健协会　组织编写

母乳喂养指导手册

BREASTFEEDING GUIDE MANUAL

主编　冯琪

U0237200

人民卫生出版社
·北 京·

主编

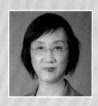

冯琪

北京大学第一医院儿科医生

医学博士，主任医师，教授，博士研究生导师

《中华新生儿科杂志》总编辑

世界卫生组织（WHO）2021 早产 / 低出生体重儿管理指南制定专家组成员

中华医学会肠外肠内营养学分会儿童营养学组委员

副主编

姜梅

首都医科大学附属北京妇产医院护理部主任，主任护师

中华护理学会第二十七届产科专业委员会主任委员

国家级母乳喂养咨询师

新生儿基本保健项目国家级培训师资

国家级爱婴医院培训师资和督导员

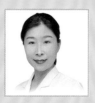

王丹

陆军军医大学第一附属医院产科主任

医学博士，副主任医师，副教授，研究生导师

中国医师协会妇产科医师分会委员

中国医师协会妇产科医师分会母胎医学专业委员会委员

中国医师协会儿童健康专业委员会母乳库学会委员会委员

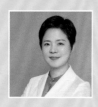

徐鑫芬

浙江大学医学院附属妇产科医院海宁分院院长

主任护师，博士研究生导师

中国妇幼保健协会助产士分会主任委员

国家级母乳喂养咨询师、新生儿早期基本保健培训师资

第四届妇幼健康科学技术奖一等奖获得者

编委（按姓氏汉语拼音排序）

冯琪　北京大学第一医院

高雅军　北京市海淀区妇幼保健院

胡晓静　复旦大学附属儿科医院

姜梅　首都医科大学附属北京妇产医院

马宏民　广州市妇女儿童医疗中心

王丹　陆军军医大学第一附属医院

徐鑫芬　浙江大学医学院附属妇产科医院海宁分院 / 海宁市妇幼保健院

张思莱　北京中医药大学附属中西医结合医院

专家指导委员会（按姓氏汉语拼音排序）

蔡文娟　西北妇女儿童医院

曹云　复旦大学附属儿科医院

崔红霞　郑州大学第三附属医院

韩树萍　南京市妇幼保健院

李占娥　山东省妇幼保健院

刘玲芳　四川省妇幼保健院

夏春玲　中国医科大学附属盛京医院

肖梅　湖北省妇幼保健院

杨慧霞　北京大学第一医院

于红　东南大学附属中大医院

郑军　天津市中心妇产科医院

学术秘书

张美华　刘艳玲

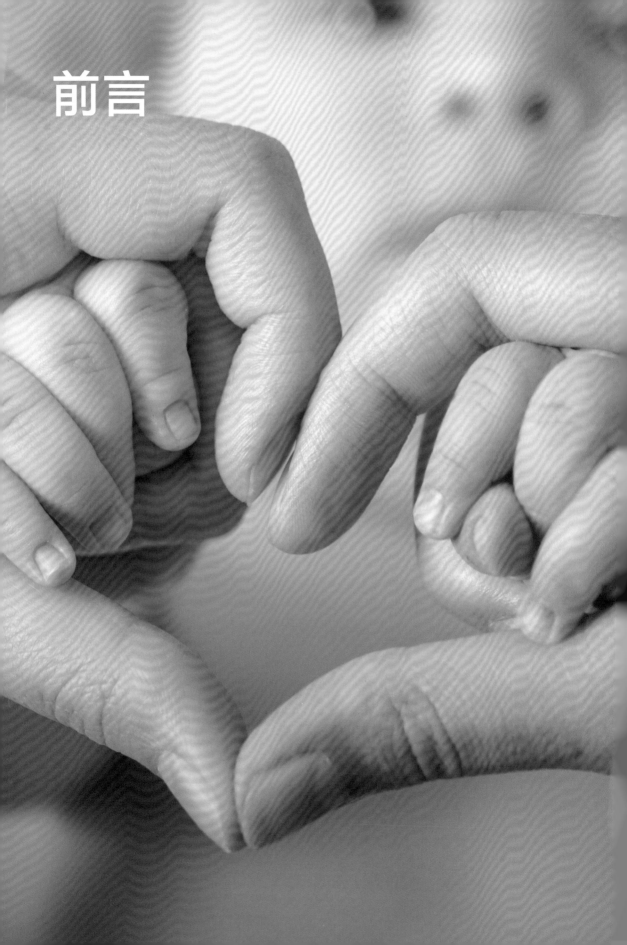

前言

喂养是宝宝养育中最重要的事情之一，科学喂养，让宝宝健康成长是妈妈爸爸最大的期望。

母乳喂养不仅是宝宝最佳的喂养方式，还能够帮助妈妈产后恢复，保障远期健康，是联系妈妈和宝宝的情感纽带。母乳喂养过程中，妈妈和宝宝都有可能会遇到一些问题、存在一些困惑，我们希望通过本手册，支持母乳喂养，陪伴宝宝成长。

为什么要制订《母乳喂养指导手册》

母乳喂养对于促进婴幼儿生长发育、降低母婴患病风险、改善母婴健康状况具有重要意义。为了积极响应国家卫生健康委提出的《母乳喂养促进行动计划（2021-2025 年）》，中国妇幼保健协会成立专项工作组，积极推动中国母乳喂养促进项目，组织跨学科医护专家、科普工作者、母乳科研支持单位共同撰写出版《母乳喂养指导手册》。本项目由中国妇幼保健协会乳腺保健专业委员会、助产士分会、儿童营养专业委员会、美德乐母乳研究院提供特别支持。

本手册旨在为公众获取母乳喂养知识提供多样化渠道，保障母乳喂养指导服务的科学规范，支持母亲科学喂养主动行动，以及获得家庭成员和用人单位的积极支持。让我们全社会共同努力，赋能和支持母乳喂养妈妈，实现中国母乳喂养率的不断提升，持续改善母婴健康。

目录

目录

第一章
母乳喂养的重要性

母乳为每个宝宝量身定制，并根据宝宝每天的需要而不断变化调整。

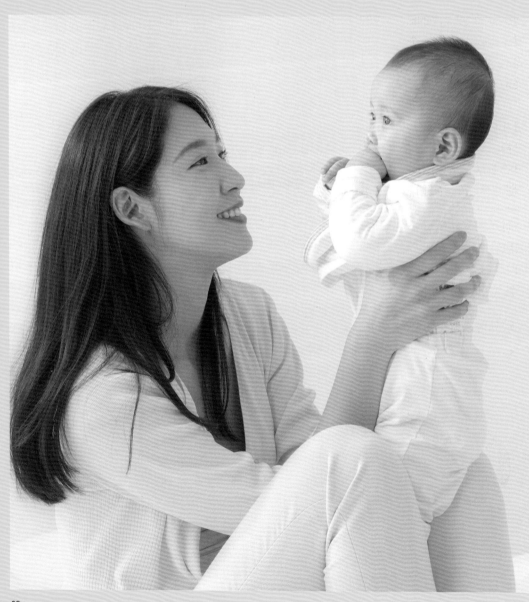

01. 生命早期 1 000 天

妈妈们，您知道吗？一生中，几乎没有哪件事能像母乳喂养一样，对妈妈和宝宝的身心健康产生如此深远的影响。

生命早期 1 000 天关系着宝宝一生健康

生命早期 1 000 天是指从妈妈怀孕到宝宝 2 岁之间的时间，被世界卫生组织定义为一个人生长发育的"关键窗口期"。就像在盖高楼前要打好地基一样，基础扎实了，高楼才能结实稳固。生命早期 1 000 天是胎儿 / 婴幼儿生长发育的关键时期，是生长发育最快的阶段，是大脑发育和免疫功能逐渐完善的重要阶段。

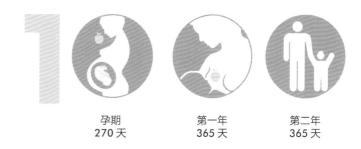

| 孕期 | 第一年 | 第二年 |
| 270 天 | 365 天 | 365 天 |

这个阶段科学喂养、保障宝宝良好的营养，有助于宝宝体格、智力、免疫系统的良好发展。如果宝宝的生长发育正常、身体健康，成人后也就不容易出现各种慢性疾病了，因此，生命早期 1 000 天也被视为是降低成年期及以后各种慢性疾病风险的"机会窗"，错过这个机会窗，就很难达到这种效果。

母乳喂养可以避免生命早期的不利影响、保护远期健康，被视为是对宝宝最重要的健康投资之一。

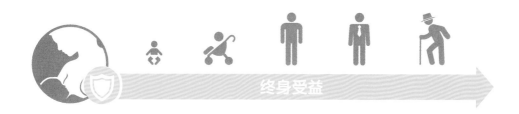

终身受益

02. 世界卫生组织关于母乳喂养的建议

母乳是母爱传递的重要纽带，是您给宝宝的珍贵礼物。

世界卫生组织（WHO）与联合国儿童基金会（UNICEF）倡议，宝宝出生后最初 6 个月内纯母乳喂养，母乳喂养应持续至宝宝 2 岁或 2 岁以上。同时自宝宝 6 月龄开始，及时、充分、安全、适当地添加辅助食品。

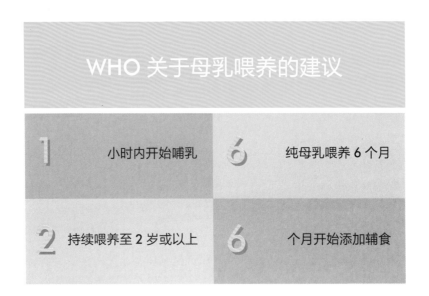

WHO 关于母乳喂养的建议

1 小时内开始哺乳	6 纯母乳喂养 6 个月
2 持续喂养至 2 岁或以上	6 个月开始添加辅食

名词解释：
- 纯母乳喂养：
  宝宝在出生后最初 6 个月内只喂母乳，不添加其他食物或水。
- 顺应喂养：
  尽早、尽可能频繁喂养，无论白天黑夜，只要宝宝想吃，随时进行母乳喂养。
- 早接触早开奶：
  出生后即刻进行不间断的母婴皮肤接触，并在出生后 1 小时内开始母乳喂养。

03. 母乳喂养对妈妈的益处

- 宝宝的吸吮能够促进妈妈分泌催产素，促进子宫收缩，减少产后出血，加快产后康复。
- 哺乳让妈妈每天多消耗 500kcal 的能量，帮助消耗孕期积累的脂肪，促进形体恢复。
- 降低母亲发生乳腺癌、卵巢癌的风险。
- 降低糖尿病、高血压等慢性疾病的风险。
- 成功的母乳喂养会增强妈妈自信心，降低产后焦虑、抑郁的风险。
- 增强亲子互动，促进亲子关系的形成。
- 减轻家庭经济压力。

母乳喂养的代谢重启动作用

孕期妈妈生理上会出现一些正常的适应性变化，以满足孕期及后续哺乳期的需要。但这些变化就像是对妈妈身体进行的一场"压力测试"，代谢和心血管系统受到的影响最大。妊娠并发症就是母体对这些生理变化适应不良的结果。

孕期被视为是风险识别和干预的机会窗，怀孕时如果具有较好的生理和代谢调节能力，那么未来出现代谢性疾病的风险也较低。而如果出现妊娠期高血压、糖尿病等警示信号，妈妈应调整饮食和生活方式、坚持母乳喂养、增加锻炼，以降低未来相关疾病的风险。

分娩后，妈妈的生理代谢会逐渐恢复至孕前状态，但一些妊娠并发症可能干扰这一过程，对母亲的健康产生长期的影响。母乳喂养能够消耗孕期累积的脂肪，促进妈妈的代谢尽快恢复到孕前状态，这被称为"代谢重启动作用"。母乳喂养是改善妈妈健康的一项重要措施。

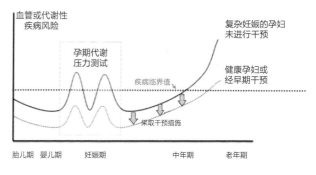

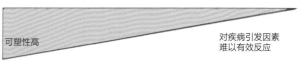

ARABIN B, BASCHATAA. Pregnancy: an underutilized window of opportunity to improve long-term maternal and infant health-an appeal for continuous family care and interdisciplinary communication. Front Pediatr, 2017, 5:69.

04. 母乳喂养对宝宝的益处

- 母乳能满足 6 个月内宝宝生长发育所需的全部营养，6 个月后母乳仍是宝宝能量和高质量营养素的重要来源。
- 母乳容易消化吸收，能促进宝宝肠道健康发育。
- 母乳含有各种免疫成分，能减少宝宝呼吸道感染、腹泻、中耳炎等疾病的发生。
- 母乳的成分和喂养方式，能够促进宝宝大脑和智力的发育。
- 母乳喂养能降低宝宝过敏性疾病如哮喘、湿疹等的风险和发生率。
- 母乳喂养还能预防宝宝未来的肥胖、高血压、糖尿病等疾病的发生。
- 母乳喂养强化母婴情感纽带，为宝宝的情商培养奠定基础。

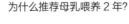

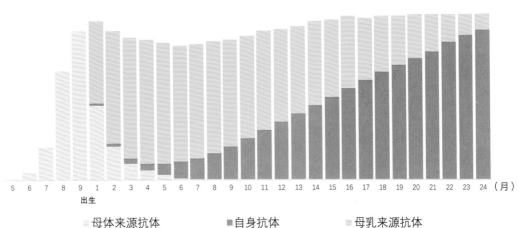

对早产宝宝来说，母乳是药

早产宝宝由于提前出生，面临更多挑战，母乳喂养能为早产宝宝提供最适宜的营养和免疫保护，是早产宝宝治疗中的重要环节。生后 14 天内亲母母乳喂养比例越高，早产宝宝发生坏死性小肠结肠炎、感染或支气管肺发育不良等疾病的风险越低。

05. 配方奶无法完全替代母乳

即使近年来由于母乳成分的研究及生产技术的提高，配方奶在不断进步，但其在营养成分，特别是各种活性成分方面，仍与母乳存在着极其显著的差异，无法模仿或接近母乳的天然效果。因此，母乳始终是宝宝最佳的喂养选择。如果有条件给宝宝喂母乳而选择使用配方奶，可能会增加以下的风险：

- 更容易出现呼吸道感染、腹泻、中耳炎或其他感染。
- 发生过敏性疾病的风险更高，例如湿疹、哮喘等。
- 更容易因摄食过量而出现超重或肥胖。
- 未能获得人乳中很多活性成分带来的益处，包括促进大脑发育。
- 容易因冲调不当导致宝宝健康问题。
- 增加成年期慢性疾病（如糖尿病等）的风险。
- 不利于亲子关系的建立。
- 未母乳喂养的妈妈未来发生卵巢癌和乳腺癌的风险相对更高。

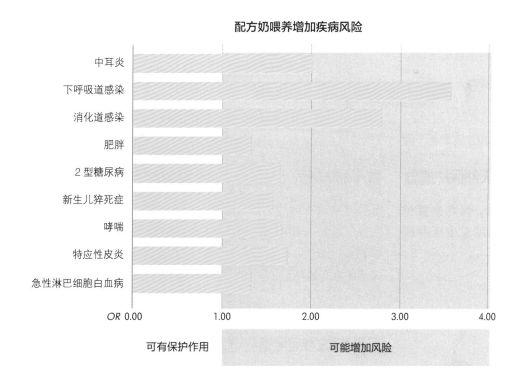

配方奶喂养增加疾病风险

06. 母乳的神奇源自母乳成分

母乳是活的

母乳含有细胞（免疫细胞、干细胞等）和活性物质（生长因子、抗体等），能协同发挥各种功效。相较而言，配方奶还远远无法模仿母乳的精髓！

物种特异性

所有哺乳动物的乳汁，都是为了满足幼崽的特有的生长发育需要，所以才会说"人吃人奶，牛吃牛奶"。

个体特异性

比如足月儿和早产儿妈妈的乳汁就会有很大差异，能够反映母婴生理状态的不同。宝宝越早出生，妈妈母乳中的免疫活性成分、蛋白质含量就越多，适合早产宝宝的需要，保障其适宜的生长。

配方奶和母乳
成分比较示意图

配方奶	母乳
	微生物
	抗感染成分
	激素
	细胞信号
	酶类
	生长因子
	抗肿瘤成分
	核苷酸
	干细胞
矿物质	矿物质
维生素	维生素
碳水化合物	碳水化合物
DHA/AA	DHA/AA
蛋白质	蛋白质
水	水
脂肪	脂肪

BALLARD,O.&MORROW,A. HumanMilkComposition:NutrientsandBioactive Factors. PediatrClinNorthAm.2013, 60(1):49-74.

时间特异性

在不同阶段（初乳、过渡乳、成熟乳）、一天不同时间（早上、夜间）、一次哺乳不同时间（前奶、后奶）乳汁成分含量都不同，作用也会不同。

母乳提供天然保护成分

宝宝出生后，母乳是第一针疫苗，帮助宝宝抵御疾病风险。

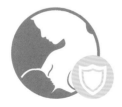

数千种成分

母乳含有数千种成分，包括蛋白质、脂肪、乳糖、维生素、矿物质、酶类，大多数成分无法通过人工合成。

母乳脂肪为宝宝量身定制

母乳含有约 4% 的脂肪，对宝宝的生长发育，特别是大脑发育至关重要。

200⁺ 种益生元

母乳含有 200 余种寡糖（益生元），能促进婴儿体内的有益菌生长，抑制致病菌，还能促进大脑发育。而其他哺乳动物乳汁中寡糖种类较少。

1 000⁺ 种蛋白质

母乳中的很多蛋白质具有活性功能，能够杀菌、识别病原体，帮助宝宝抵御致病微生物。

07. 解密乳汁的物种特异性

哺乳动物的乳汁都具有物种特异性，也就是说每种哺乳动物的乳汁，都是最适合这种动物生活环境及幼崽生长发育需要的，人类作为哺乳动物中的一员，当然也不例外。妈妈的乳汁最符合人类幼崽的发展需要，能够给宝宝一个最佳的开始。

冠海豹的乳汁能量最高

它们出生在北大西洋浮冰上，幼海豹连续哺乳 4 天，乳汁中的脂肪含量高达 61%，是自然界能量最高的乳汁之一。这种乳汁让幼海豹迅速生长出一层厚厚的皮下脂肪层，使其能够抵御寒冷，进入冰冷的海水中躲避天敌捕杀。

红毛猩猩的哺乳时间最长

红毛猩猩哺乳期长达 8 年，而且哺乳模式具有周期性，在水果不够吃的时期，幼崽会增加吃奶量。

人乳满足最为复杂的大脑需要

人类大脑最为复杂，而由于直立行走，妈妈的产道更窄，因此人类宝宝在大脑成熟度较低时就已"提前"出生，在出生后最初 2~3 岁大脑会快速发育。大脑是人体脂肪含量最高的器官，宝宝大脑在生后前 6 个月几乎增大一倍，2 岁时达到成人脑容量的 80%。相应的，人乳成分也复杂得多，母乳含有利于大脑发育的必要成分，不仅满足宝宝的生长需要，还对宝宝的大脑发育起到至关重要的作用。

出生时的
脑容量 0.38kg

6 个月时的
脑容量 0.64kg

1 岁时的
脑容量 0.97kg

成人脑容量
1.45kg

第二章
孕期 —— 为泌乳做好准备

母乳是母爱传递的重要纽带，是您给宝宝的珍贵礼物。

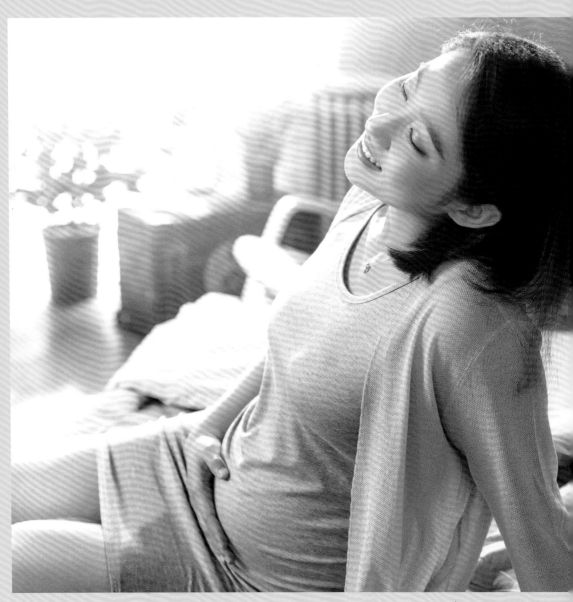

01. 孕期乳房的变化

孕期妈妈的身体会自动为母乳喂养做很多准备，包括激素水平的变化、乳房的二次发育及身体能量的储备等。许多孕妈妈可能会发现乳房的一些变化，这是乳房为迎接宝宝的诞生所做的准备。

乳房变大了

有的妈妈会发现孕期乳房变大了，可能会比怀孕前大 1~2 个罩杯，可能会感到胀痛。这是因为乳房在经历二次发育，开始形成大量能够合成乳汁的乳腺组织。妈妈可以根据乳房变化程度，选择合身舒适、无钢圈、透气性好且有支撑作用的哺乳文胸。孕期为了承托变重的乳房，文胸肩带尺寸应适当加宽，罩杯要有弹性以免压迫乳腺组织。

乳晕变深了

在激素作用下乳晕颜色可能会变深，乳晕上的小突起（即蒙哥马利腺）会变得明显。初生宝宝视力有限，仅能分辨黑色、白色，乳晕颜色加深可以更好地引导宝宝找到乳头。同时，蒙哥马利腺能散发出类似羊水的气味，指引宝宝自主寻找到妈妈的乳房，完成第一次哺乳。

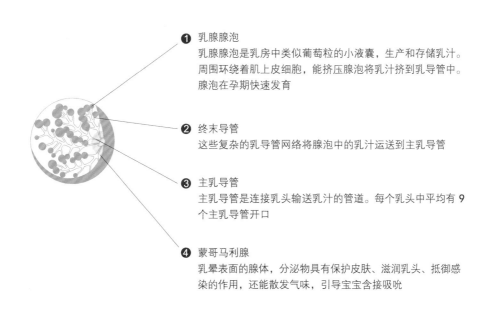

❶ 乳腺腺泡
乳腺腺泡是乳房中类似葡萄粒的小液囊，生产和存储乳汁。周围环绕着肌上皮细胞，能挤压腺泡将乳汁挤到乳导管中。腺泡在孕期快速发育

❷ 终末导管
这些复杂的乳导管网络将腺泡中的乳汁运送到主乳导管

❸ 主乳导管
主乳导管是连接乳头输送乳汁的管道。每个乳头中平均有 9 个主乳导管开口

❹ 蒙哥马利腺
乳晕表面的腺体，分泌物具有保护皮肤、滋润乳头、抵御感染的作用，还能散发气味，引导宝宝含接吸吮

02. 孕期体重管理的意义

孕期增加的能量和营养素摄入，除了保证孕期母婴的营养需要以外，也有一部分是为产后母乳喂养进行的必要储备。正常女性在孕期会储备 3~4kg 的脂肪，这是为了产后泌乳储备的能量。产后的母乳喂养过程，能够帮助妈妈消耗这些脂肪，加速产后体重与体型的恢复。

但如果孕期体重增长过多，尤其脂肪增加过多，会增加妊娠糖尿病等并发症的风险；也容易造成胎儿过大，导致分娩困难；如果宝宝出生时体重超重，未来也更容易出现超重或肥胖。孕期体重增加过多，还会干扰妈妈产后的泌乳功能。

因此，为了妈妈和宝宝的健康，孕妈妈需要做好孕期的体重管理，做到平衡膳食、适当运动，采用积极的心态，与家人一起为宝宝的到来做好准备。

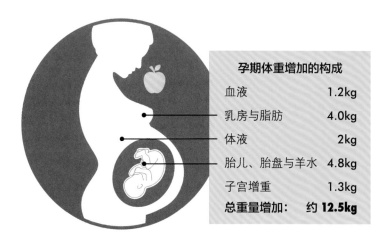

孕期体重增加的构成	
血液	1.2kg
乳房与脂肪	4.0kg
体液	2kg
胎儿、胎盘与羊水	4.8kg
子宫增重	1.3kg
总重量增加：	约 **12.5kg**

杨月欣，葛可佑. 中国营养科学全书第 2 版（下册）. 人民卫生出版社. 2019

中国妇女妊娠期体重监测与评价
依据：《中国妇女妊娠期体重监测与评价》（T/C NSS-009-2021）

分类	总增长范围（kg）	妊娠早期增长值（kg）	妊娠中晚期每周体重增长值及范围（kg）
低体重（BMI <18.5kg/m²）	11.0~16.0	0~2.0	0.46（0.37~0.56）
正常体重（18.5kg/m²≤BMI<24.0kg/m²）	8.4~14.0	0~2.0	0.37（0.26~0.48）
超重（24.0kg/m²≤BMI<28.0kg/m²）	7.0~11.0	0~2.0	0.30（0.22~0.37）
肥胖（BMI≥28.0kg/m²）	5.0~9.0	0~2.0	0.22（0.15~0.30）

03. 获得母乳喂养支持的渠道

由于母乳喂养对于妈妈和宝宝的身心健康都会带来短期及长期的益处，所以我们特别推荐孕妈妈能够积极了解母乳喂养的益处，加强母乳喂养的意愿，学习母乳喂养的方法和技巧，为后续母乳喂养做好各项准备。

宝宝的喂养，也不仅仅是妈妈一个人的责任，也无法仅靠妈妈一人之力完成。家庭成员，特别是爸爸、奶奶、外婆等对母乳喂养的态度，会在很大程度上影响妈妈的母乳喂养行为。孕妈妈可以在孕期让家人和自己一起了解母乳喂养的益处和方法，以便在宝宝出生后提供需要的支持和帮助。

孕妈妈也可以关注医院的母乳喂养支持服务，例如孕妇学校，可以帮助妈妈在孕期提前进行母乳喂养知识和技巧的学习，母乳喂养指导门诊等设施可以为哺乳期的妈妈提供专业的指导和帮助。如果在母乳喂养过程中遇到困难，可以及时地向医护人员或母乳喂养专业人士寻求帮助。

此外，国家颁布的《母乳喂养促进行动计划（2021-2025年）》，其根本目标是形成全社会支持母乳喂养的友好氛围和支持性环境,进一步提升母乳喂养率。孕妈妈可以了解一下自己的周围，是否能够找到母乳喂养的同伴支持和社区支持机构，也许能在需要时寻求帮助，这都将给自己的母乳喂养带来积极的助力。

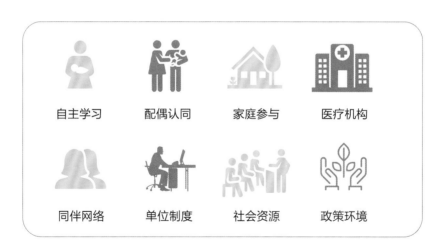

自主学习　　配偶认同　　家庭参与　　医疗机构

同伴网络　　单位制度　　社会资源　　政策环境

04. 孕期乳房常见问题

问：什么时候开始穿哺乳文胸呢？

答：妈妈可能在观察到肚子变大前，就发现乳房的变化了。一旦感觉文胸变紧，就应及时更换尺寸合适、面料舒适透气、无钢圈、支托性好的哺乳文胸，以避免压迫乳腺组织。产后乳房可能会进一步增大，也需要及时测量并更换。

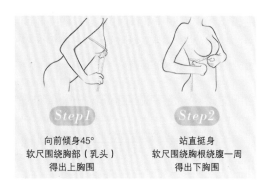

Step1
向前倾身45°
软尺围绕胸部（乳头）
得出上胸围

Step2
站直挺身
软尺围绕胸根绕腹一周
得出下胸围

问：断奶后乳房还能维持这个尺寸吗？

答：一般来说，哺乳妈妈在彻底断奶后，乳房内的乳腺组织会逐渐被脂肪组织替代，乳房会在接下来的 3 个月左右逐渐恢复到接近孕前的大小。

问：孕期乳头分泌一些黏糊糊的东西，正常吗？

答：无论孕期有没有出现这种无色／淡黄色的分泌物，都是正常的，也和"产后会不会有奶"没有关联。这种分泌物是乳腺最早分泌的"初乳"，有的孕妈妈会在孕 16 周左右出现，但更多出现在孕晚期。如果量较多，孕妈妈可以在文胸内垫上防溢乳垫，防止潮湿与尴尬。

问：喂奶会让乳房下垂吗？

答：哺乳不会导致乳房下垂。孕期激素变化会让乳房增大并使乳腺韧带伸展。因此妈妈可以关注两件事：适当地锻炼并控制体重，保持皮肤弹性；在孕期和哺乳期选择佩戴适合有支撑力的哺乳文胸可能会有帮助。

问：乳头扁平凹陷需要在孕期治疗吗？

答：乳头扁平／凹陷都不影响泌乳，也不推荐在孕期进行乳头牵拉等操作。孕妈妈可以在孕期多学习母乳喂养的知识和方法，产后采取合适的哺乳姿势，确保宝宝正确的含接吸吮。如果需要，及时寻求医护人员的指导，保证母乳喂养的有效性，避免乳头损伤等问题。

第三章
出生 —— 黄金 1 小时

与宝宝在一起的第一个小时，是前所未有的神奇体验。

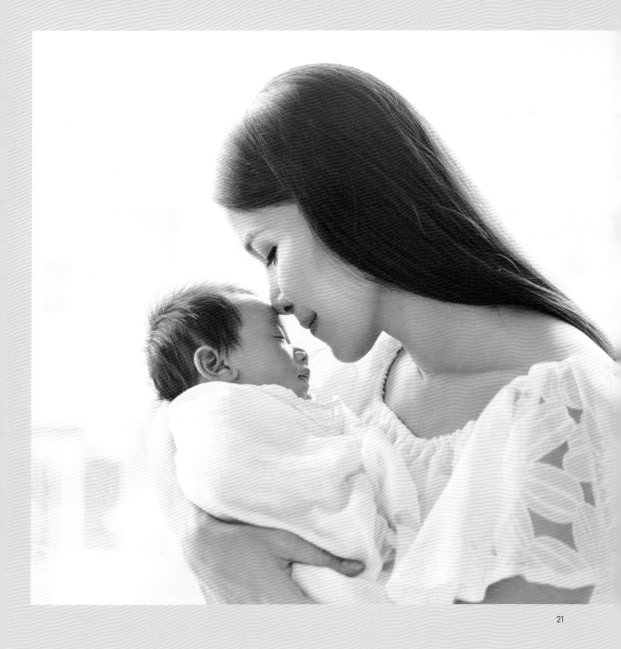

01. 分娩过程对母乳喂养的影响

分娩过程中的一些医疗措施（比如剖宫产、手术麻醉等），可能会对母乳喂养和泌乳有一定的影响。相对而言，一些非药物类干预措施，如温馨安静的分娩环境、导乐、音乐分娩镇痛、自由体位分娩、按摩淋浴、分娩球操等，能促进自然分娩，并对母乳喂养产生有益的帮助。

但如果在分娩过程中需要采取医疗措施，我们需要相信和尊重医护人员的医学判断。同时，通过医护人员专业持续的母乳喂养支持，我们仍然可以实现成功的母乳喂养。

02. 宝宝出生后的第一次拥抱

目前很多医院都在实施新生儿早期基本保健（简称 EENC），其核心是"第一次拥抱"，也就是在宝宝出生后立即将其放在妈妈胸前，迅速擦干身上的羊水和血迹，使其与妈妈进行不间断的皮肤接触，直到完成第一次母乳喂养。若母婴状况良好可以持续 90 分钟或更长时间。在这个过程中，医护人员还会进行延迟剪断脐带、母婴观察等一系列操作。

"第一次拥抱"，能够传递给宝宝以爱、温暖、胎盘血和有益的细菌，让宝宝保持平静，减少哭闹次数，能够起到保暖作用，防止新生儿体温过低，还能降低新生儿发生窒息的风险，增强宝宝的免疫力和安全感，降低产后出血的发生率，增进母子间的情感。而且尽早进行母婴皮肤接触，能够促进母乳喂养，宝宝也可以获得所需的营养和能量。

剖宫产后的妈妈和宝宝也应该尽可能进行皮肤接触，持续的皮肤接触可以缓解妈妈的焦虑，缓解产后疼痛，能促进母乳喂养，显著提高住院期间的母乳喂养成功率。

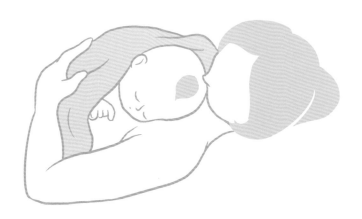

03. 宝宝的第一口奶应该是初乳

宝宝的神奇能力

如果分娩过程一切顺利，应该在擦干宝宝后，立即将宝宝放在妈妈裸露的胸前，和妈妈皮肤接触。刚出生的新生儿吸吮反射最强，因此要尽可能让宝宝在出生后 1 小时内吸吮乳房，完成第一次哺乳。

当宝宝准备吃奶时，会出现例如流口水、张大嘴、舔舌 / 嘴、爬行、吸手指等动作，妈妈应注意观察宝宝的这些寻乳表现，可以鼓励、帮助宝宝含接和吸吮乳房，这就是医护人员常说的早吸吮、早开奶。如果需要，妈妈可以向医护人员寻求帮助，让宝宝更好地含住乳头吸吮。如果妈妈无法进行皮肤接触，也可以让爸爸和宝宝进行皮肤接触，这样做有助于父子情感连接的建立，同样也有很多益处。

初乳的重要性

宝宝出生后第一口食物应是妈妈的初乳，初乳含有宝宝需要的能量和营养，富含抗体等免疫活性物质，有助于提供免疫保护，也能够促进新生宝宝的肠道功能发育。这样有利于预防过敏，并减轻新生儿黄疸、体重下降和低血糖的风险。初乳极其重要，如果胎龄小的早产宝宝还无法亲喂或瓶喂，医护人员也会鼓励妈妈提供初乳，用于婴儿口腔涂抹，也称为口腔免疫治疗。

此外，让宝宝尽早频繁有效地吸吮，还能够促进妈妈分泌更多的催乳素和催产素，能够促进子宫收缩，减少产后出血，也能够刺激妈妈泌乳启动，促进乳汁合成与排出，是确保母乳喂养成功的关键。

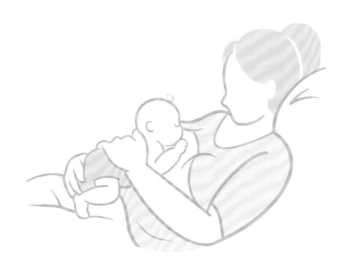

第四章
泌乳启动 —— 产后72小时

即使少量初乳，也能够给宝宝带来不可替代的保护。

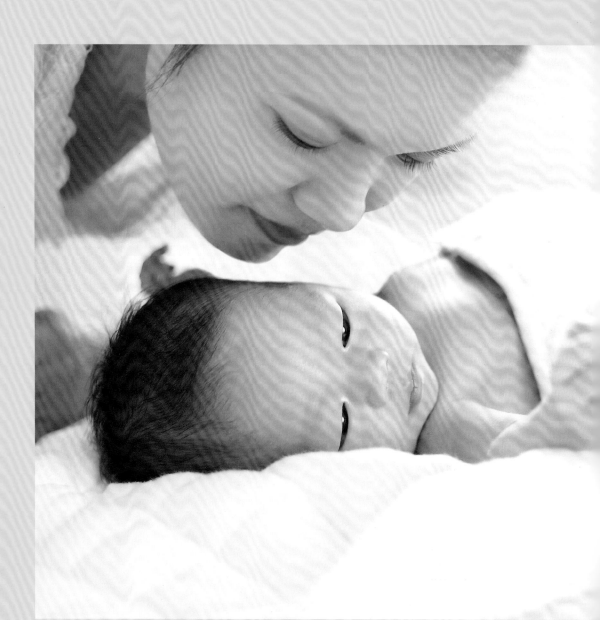

01. 按需哺乳

所谓"按需哺乳",是指妈妈观察宝宝的哺乳需求信号,给予及时回应,不要等宝宝哭了才喂奶。最简单的方法是宝宝醒来有寻乳表现或妈妈感觉乳房胀了,就可以试着喂奶。

妈妈可以观察宝宝的哺乳暗示,一些早期表现,如睡醒了开始吃手、找乳头等,这是开始喂养的最佳时机。如果没有及时回应,宝宝最终只能使出"杀手锏"——大哭。哭闹时喂奶的效果较差,宝宝容易出现肠胀气等问题,应该先安抚宝宝再喂奶。所以,妈妈要仔细观察宝宝,给予及时的回应,这会让哺乳变得简单些。

宝宝的哺乳信号

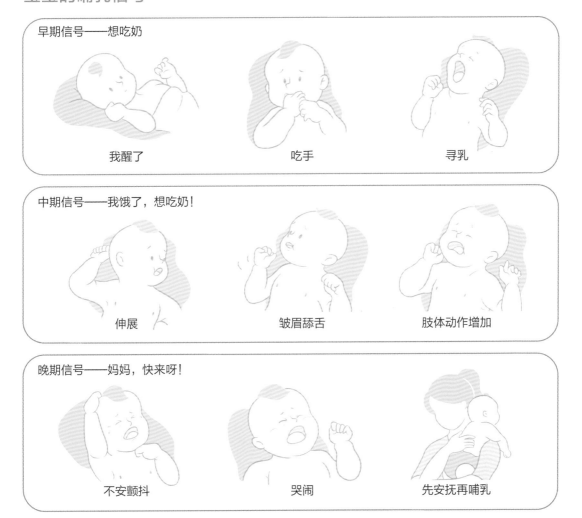

早期信号——想吃奶

我醒了　　　　吃手　　　　寻乳

中期信号——我饿了,想吃奶!

伸展　　　　皱眉舔舌　　　　肢体动作增加

晚期信号——妈妈,快来呀!

不安颤抖　　　　哭闹　　　　先安抚再哺乳

02. 正确的哺乳姿势

吸吮是宝宝的本能，但对于妈妈来说，哺乳是需要学习的技巧。特别是在产后初期，妈妈需要耐心，在不同场景下尝试各种哺乳姿势，只要妈妈和宝宝感觉舒服，且能让宝宝喝到足够母乳就可以。

操作要点：

1. 妈妈身体放松，找到让自己舒适的位置。
2. 可以使用哺乳枕、脚凳等辅助工具，提供后背、手肘、腿部的支撑。
3. 让宝宝的头、身体呈一直线，不要扭曲着。
4. 让宝宝身体贴近妈妈，宝宝的脸对着妈妈的乳房，鼻尖对着乳头。
5. 妈妈需要托住宝宝的头部、肩部和臀部。

剖宫产妈妈如何哺乳？

剖宫产并不影响泌乳，但手术后活动受限、伤口疼痛等因素，可能影响早接触、早吸吮。只要能够及时开始并频繁哺乳，剖宫产妈妈一样可以母乳喂养。妈妈可以尝试半躺式，让宝宝避开伤口横趴在妈妈胸前，进行皮肤接触。也可以尝试侧卧式或橄榄球式哺乳，选择自己觉得舒服的姿势哺乳即可。

正确的哺乳姿势

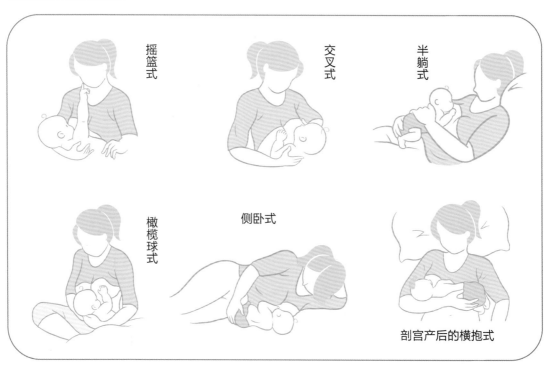

摇篮式　交叉式　半躺式　橄榄球式　侧卧式　剖宫产后的横抱式

03. 正确的含接姿势

所谓含接，就是指宝宝含住妈妈乳房进行有效吸吮的过程。哺乳时妈妈需要让宝宝张大嘴巴，将乳头和大部分乳晕都含入口中。

宝宝的正确含接姿势

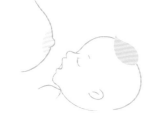
1. 用手托住乳房，避开乳晕部位

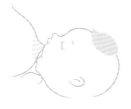
2. 用乳头触碰宝宝嘴唇，使其张大嘴巴

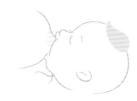
3. 拉近宝宝，让其含住乳头及乳晕

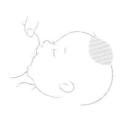
4. 给宝宝提供良好支撑，维持含接

含接时感到疼痛怎么调整？

如果在宝宝含接时妈妈感到乳头疼痛，应该让宝宝重新含接。妈妈注意不能硬拉，而要用干净的手指从宝宝嘴角伸进口腔，让宝宝松开再重新尝试含接。

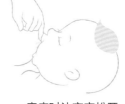
疼痛时让宝宝松开重新尝试含接

正确的哺乳与含接姿势

正常
- ☑ 含住乳头和大部分乳晕
- ☑ 下巴贴住乳房，鼻子也可能碰到乳房
- ☑ 舌前伸覆住下牙龈，能看到舌头伸出
- ☑ 能看到、听到宝宝的吮吸和吞咽
- ☑ 哺乳时妈妈不感到疼痛
- ☑ 哺乳后乳房会感觉轻松柔软，不再硬胀
- ☑ 宝宝哺乳后，看起来开心而满足
- ☑ 体重增加符合预期

需评估
- ☑ 宝宝只含住乳头
- ☑ 吸吮时宝宝脸颊凹陷
- ☑ 嘴唇没有外翻或嘴唇内卷/被乳房压住
- ☑ 吮吸时听到嘴巴啪嗒声
- ☑ 妈妈哺乳时感到乳头疼痛
- ☑ 母乳供应不足
- ☑ 哺乳后宝宝不满足，仍有饥饿行为暗示
- ☑ 宝宝体重下降或增长没有达到预期

04. 哺乳次数与持续时间

胃容量小，少食多餐

宝宝刚出生时胃容量小、延展性不高，每顿喂养胃只能容纳几毫升乳汁。第 3 天时胃开始能容纳更多的母乳。宝宝应少食多餐，避免过度喂养。

新生儿生理性胃容量

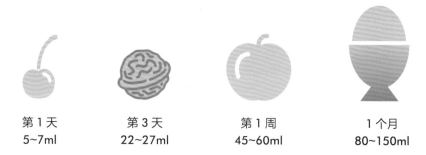

第 1 天	第 3 天	第 1 周	1 个月
5~7ml	22~27ml	45~60ml	80~150ml

频繁哺乳，促进泌乳

最初每天需要哺乳 8~12 次以上，有时宝宝甚至会每隔 30 分钟吃一次。频繁哺乳能让妈妈的乳房得到充分有效的刺激，促进泌乳的顺利启动。一般从产后第 3 天开始，随着奶量增加，宝宝的哺乳间隔也会变长。在产后 1 个月内，妈妈通常需要每天喂奶 8~12 次，以保障宝宝吃到足够的母乳。之后，随着妈妈与宝宝之间达到供求平衡，宝宝会逐渐形成自己的喂养习惯。

"看宝宝，不要看钟表"

每对母婴都是独特的，最初几天每次哺乳短则十几分钟、长则持续半小时到 1 小时。如果哺乳时妈妈和宝宝都没有感到不舒服，可以让宝宝持续哺乳到自己停下来，这对宝宝的生长和妈妈的泌乳都有好处。

妈妈无须过于纠结于哺乳时间应该多久，顺应宝宝的需求喂养即可。如果刚开始哺乳时间较长，妈妈也不用过于担心。通常在 3~6 个月大时，宝宝的吸吮效率会显著提高，每次的哺乳时间也会缩短。

05. 宝宝摄入的奶量评估

家长可以通过宝宝的大小便情况和生长曲线的变化情况来判断宝宝是不是吃够了。如果不确定宝宝是否存在问题，可及时向医护人员问询。

我怎么知道宝宝吃够了？

正常

☑ 每天哺乳至少 8~12 次
☑ 宝宝吃完后看起来满足
☑ 第 4 天后，每天 3~4 次大便
☑ 第 5 天时胎便排尽，转为黄色母乳便
☑ 第 5 天之后每天至少 5~6 次小便
☑ 最迟 10~14 天恢复出生体重
☑ 体重开始恢复后，每周增长 150~240g
☑ 宝宝醒时警觉和活跃

需评估

☑ 第 1~2 天睡眠超过 4~6 小时，应唤醒哺乳
☑ 哺乳时间特别短或特别长
☑ 宝宝含接浅或妈妈感到疼痛
☑ 14 天未恢复体重或体重增长每周不足 150g
☑ 宝宝大便较少（4 天后不足 3~4 次大便）
☑ 尿片上有红棕色晶体

初生宝宝为什么会出现体重下降？

出生后宝宝摄入的初乳量少，又因为排便、排尿及皮肤失水等而出现体重下降，这是正常现象，称为生理性体重下降。大约在产后 3 天左右，当妈妈的泌乳量开始迅速增加，宝宝会吃到更多的母乳，体重也会开始恢复。

这种生理性体重下降的幅度，一般不会超过出生体重的 8%~10%，而且最迟应在 14 天内恢复到出生体重。医护人员可能会使用生理性体重监测曲线（NEWT 曲线）来评估宝宝出生后的体重变化，以便尽早发现问题并加以纠正。如果发现宝宝体重下降幅度，超过了图上 75% 的程度，医护人员会及时采取措施进行干预。

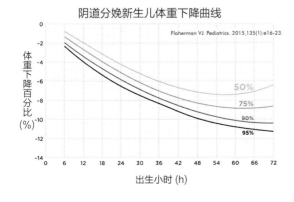

阴道分娩新生儿体重下降曲线

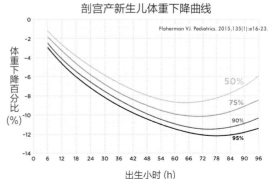

剖宫产新生儿体重下降曲线

最初几天的大小便情况

宝宝会在生后 24 小时内首次排出墨绿色黏稠的大便，称为胎便。生后最初 2~3 天，宝宝排出胎便的次数不定，颜色逐渐由墨绿色向黄绿色过渡，在第 4~5 天，多数母乳喂养宝宝的胎便排净，转为稀糊状的金黄色母乳便。如果第 5 天仍为胎便，还没有转黄，就要警惕宝宝母乳摄入量不足的问题。

大多数新生宝宝第一天可能尿量不多，颜色一般为透明淡黄色。如果喂养不足，可能出现小便颜色加深，甚至会出现粉红色结晶，需要及时向医护人员求助。

如何增加奶量？

如果判断宝宝没有吃到足够的母乳，妈妈可以尽快向医护人员咨询。如果能够在最初几天发现问题并及时采取措施，也就能够尽快改善妈妈的奶量问题。虽然宝宝要求频繁哺乳、妈妈出现奶量波动是常见现象，但如果问题持续存在，妈妈需及时向专业人员求助。

宝宝的大小便正常吗？

正常
正常新生儿最初几天的大小便次数
1~2 天：大小便次数不等；
第 4 天：每天 3~4 次大小便；
第 5 天：转为黄色大便（胎便排尽）
　　　　且每天 5~6 次小便；
10~14 天内：恢复到出生体重

需评估
☑ 宝宝大便较少（4 天后不足 3~4 次大便）
☑ 尿片上有红棕色晶体

评估哺乳情况
专业人员进行评估，改善哺乳姿势与含接效果

增加哺乳频率
保证 24 小时哺乳不少于 8 次，包括一次夜间哺乳

鼓励皮肤接触
频繁皮肤接触，促进与泌乳有关激素分泌

哺乳后吸乳
不建议常规使用，要增加奶量时增加哺乳后吸乳次数

06. 初乳、过渡乳和成熟乳

初乳是孕晚期和产后最初几天分泌的早期母乳。初乳质地黏稠，颜色微黄或透明，蛋白质含量较高，含有较多抗体和生长因子，能促进胎便的排出。初乳中的免疫球蛋白 sIgA 含量很高，能在宝宝的胃肠道上形成一层保护膜，帮助宝宝抵御致病微生物的侵害。初乳中的生长因子能促进肠道屏障的成熟，帮助宝宝更好地适应子宫外的环境。

过渡乳是初乳向成熟乳过渡阶段的母乳，脂肪和乳糖含量逐渐增加，蛋白质浓度逐渐下降。

成熟乳是乳腺活化后分泌的乳汁，一般开始于产后 2~3 周左右，不同的妈妈转变为成熟乳的时间可能有所区别。成熟乳的分泌量多，颜色近乳白色。乳汁中的乳糖、脂肪含量高于初乳，而蛋白质水平低于初乳。

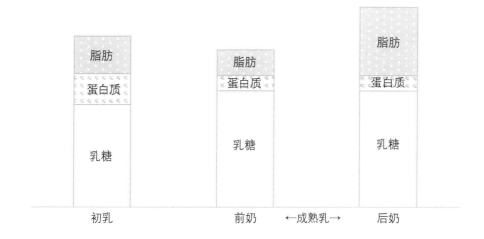

初乳中带血正常吗？

如果乳汁带血色，通常要观察妈妈乳头或乳房是否有疼痛或损伤。如果没有其他异常，那么可能就是"锈管综合征"。这在第一胎妈妈产后最初几天中最为常见。由于乳腺组织和导管在孕期快速生长，可能触碰到毛细血管，并有部分红细胞残留在乳管中，因此能看到初乳呈现粉红、红或棕色，通常颜色会在几天内逐渐消退，恢复成乳汁本来的颜色。这样的乳汁也是无害的，可以正常母乳喂养。

如果乳汁中的血色持续不退，需要及时前往医院就诊，以判断是否存在乳头 / 乳房损伤或乳腺潜在病变等问题，并针对性地进行处理。

07. 产后最初几天奶不是很多

很多新手爸妈以为，宝宝一出生就会看到乳汁汩汩而下。但实际上，产后第 1~2 天，妈妈的奶量是很少的，第 1 天仅仅 10~50ml，之后几天才会逐渐增加。但只要频繁按需喂养，一般都能满足宝宝的需要。

每位妈妈都会经历相似的泌乳历程，才能逐渐达到充足的乳量。产后初期的乳量变化就像飞机起飞，先在地面滑行一段，然后离地（泌乳启动），加速爬升并达到预期高度（泌乳建立），最后在合适高度上水平飞行（泌乳维持）。

什么是泌乳关键期？

泌乳历程有两个关键期，产后前 3 天是泌乳启动的关键期，产后 14 天是泌乳建立的关键期。

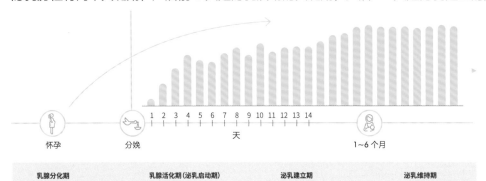

| 乳腺分化期 | 乳腺活化期(泌乳启动期) | 泌乳建立期 | 泌乳维持期 |

第一个关键期：
产后 3 天内泌乳启动

时间：
泌乳启动范围为产后 24~120 小时，理想情况为 72 小时内，超过 72 小时称为泌乳启动延迟

标志：
妈妈会感到乳房充盈
第 5 天时，宝宝的胎便排干净

要点：
产后尽早皮肤接触，1 小时内哺乳
频繁按需哺乳，每天 8~12 次哺乳
母婴分离时 1 小时内开始吸乳，保证每天 8~12 次吸乳，可配合手挤奶

第二个关键期：
产后 14 天内泌乳建立

时间：
一般产后 14 天内达到

标志：
纯母乳喂养宝宝在 10 天左右恢复出生体重，大小便次数及生长曲线在正常范围
母婴分离时，产后 14 天时达到每天 >500ml

要点：
勤哺乳，保证有效含接吸吮
如果无法亲喂，坚持勤吸乳，最好双侧吸乳

08. 泌乳能力评估与促进

泌乳能力评估

产前主要风险因素	产后主要风险因素	
☐ 初产	☐ 剖宫产	☐ 早产儿
☐ 体质指数（BMI）>30kg/m²	☐ 产程过长	☐ 母婴分离
☐ 糖尿病	☐ 心理压力	☐ 首次哺乳延迟
☐ 大于 30 岁	☐ 产后出血	☐ 哺乳 / 吸乳频率过低
☐ 乳房手术	☐ 胎盘残留	

绝大多数妈妈都可以有乳汁，一些妈妈可能会出现泌乳延迟，这意味着妈妈需要更长时间才能看到大量泌乳。但不管是否存在影响因素，妈妈们产后都需要积极频繁哺乳，而不能被动等待下奶。

更早

宝宝出生后立即开始持续的母婴皮肤接触，在生后 1 小时内让宝宝完成第一次母乳喂养。若母婴分离或宝宝不能有效吸吮，需在产后 1~2 小时内开始手挤奶，或使用具有泌乳启动程序的医用级吸乳器进行早吸乳。

频繁

频繁哺乳 / 吸乳，保证 24 小时 8~12 次，夜间至少哺乳 / 吸乳 1 次，多与宝宝进行皮肤接触。

正确

在医护人员指导下，使用正确的哺乳姿势，让宝宝正确含接乳房，建议采取半躺式哺乳姿势。若需使用吸乳器辅助，学会正确选择和使用吸乳器。

09. 母婴分离情况下的泌乳启动

对于因各种原因面临母婴分离的妈妈来说，需要抓紧产后最初 72 小时，尽早开始用吸乳器吸乳，最好在 1~2 小时内开始。每天 8~12 次吸乳，每次 15 分钟，双侧吸乳，可以采用吸乳配合手挤的方式。由于夜间 12 点至凌晨 5 点是催乳素分泌高峰，至少保证一次夜间吸乳，最长间隔不要超过 5 小时。

在产后初期，推荐使用有泌乳启动程序的医用级吸乳器，有利于启动泌乳。在大量乳汁生成后，使用模仿宝宝吸吮的双韵律模式吸乳器，注意刺激模式和吸乳模式的调节，使用最大舒适负压，注意吸乳护罩尺寸的匹配，保证足够有效的吸乳。

妈妈可使用吸乳日记，记录每次吸乳时间及吸乳量，这样可以直观看到乳量变化，有利于帮助妈妈规律吸乳，增强信心。由于母婴分离，妈妈需要了解产后 14 天时的目标是每天 500ml，这有利于宝宝回来后转为亲喂。如果无法达到目标，可以向医护人员咨询，及时评估并采取适当的措施进行调整。

我的吸乳日记   姓名_____ 编号_____

第1天 日期		第2天 日期		第3天 日期		第4天 日期		第5天 日期		第6天 日期		第7天 日期	
吸乳时间	吸乳量(ml)	吸乳时间	吸乳量(ml)	吸乳时间	吸乳量(ml)	吸乳时间	吸乳量(ml)	吸乳时间	吸乳量(ml)	吸乳时间	吸乳量(ml)	吸乳时间	吸乳量(ml)
总计：		总计：		总计：		总计：		总计：		总计：		总计：	
第8天 日期		第9天 日期		第10天 日期		第11天 日期		第12天 日期		第13天 日期		第14天 日期	
吸乳时间	吸乳量(ml)	吸乳时间	吸乳量(ml)	吸乳时间	吸乳量(ml)	吸乳时间	吸乳量(ml)	吸乳时间	吸乳量(ml)	吸乳时间	吸乳量(ml)	吸乳时间	吸乳量(ml)
总计：		总计：		总计：		总计：		总计：		总计：		总计：	

注：　1. 母婴分离时产后 6 小时内尽快吸乳（1 小时内最佳）；　2. 产后 0~4 天吸乳次数预示 6 周泌乳量，泌乳目标：14天时>500ml/天
　　　3. 双侧吸乳有助于提高泌乳量；4. 8~12 次吸乳有助于增加泌乳，夜间保证一次吸乳

10. 新生儿血糖问题

胎儿主要依靠妈妈的胎盘提供能量，而出生后，宝宝需要靠频繁哺乳来获得能量。这种营养方式转变，可能让宝宝在最初 2～4 小时内出现血糖降低。

一般来说，足月出生的健康宝宝，他们在孕晚期就储存了一定的能量，出生后可以利用这些能量储存来满足身体和大脑的需要。同时建议宝宝出生后尽快进行皮肤接触。皮肤接触能够帮助宝宝维持体温，稳定生理状态，减少宝宝哭闹，这都有助于减少宝宝的能量消耗。同时，皮肤接触能够让宝宝有机会早吸吮早开奶，增加宝宝吸吮的有效性，吃到更多母乳，也能够促进妈妈泌乳。

如果存在低血糖的风险，如妈妈患有妊娠期糖尿病、新生宝宝是早产儿、巨大儿等，新生儿血糖下降会更明显，可能危害宝宝健康，医护人员会采取必要的评估和干预措施。

观察及处理方法

- 及早皮肤接触，频繁进行皮肤接触。
- 妈妈需要保证至少每 2～3 小时哺乳一次
- 如果宝宝无法有效地吸吮，妈妈需通过吸乳或手挤奶的方式排出初乳，并尽快把初乳喂给宝宝。
- 如果妈妈宝宝存在风险，请医护人员加以评估并及时采取措施。
- 如果宝宝表现得昏昏欲睡或对哺乳不感兴趣，需要请医护人员进行评估。
- 如果有必要进行补充喂养，妈妈可在医护人员指导下，通过注射器、喂杯或乳旁加奶等方式，补充挤出的母乳、捐赠母乳或代乳品。

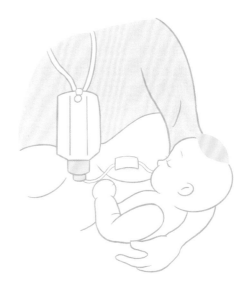

11. 新生儿黄疸

新生儿黄疸是宝宝常见的问题，约 **60%** 足月新生儿会在产后第一周出现生理性黄疸。这是因为新生儿胆红素较多，而宝宝处理胆红素的能力有限，导致出生后体内的胆红素累积，出现皮肤和眼睛巩膜发黄。

宝宝出现黄疸时，需要定期监测胆红素水平并由医护人员进行评估。胆红素水平不高时，宝宝一般不会出现明显的不适症状，应鼓励妈妈加强母乳喂养，尽可能做到频繁有效的哺乳。如果胆红素水平很高，尤其是存在溶血、感染等病理因素时，大量的胆红素可能会通过血脑屏障，导致神经系统损害，发生"胆红素脑病"，需要进行积极预防和治疗。病理性黄疸时宝宝可能出现吸吮无力、嗜睡等症状，导致难以有效喂养，还会加重黄疸症状。

宝宝吸吮不佳时，妈妈可以通过吸乳或挤奶来启动和维持泌乳，将乳汁通过喂杯或乳旁加奶等方式喂给宝宝，增加宝宝摄入的奶量和排便次数，促进胆红素的排出。胆红素水平较高时，宝宝可能需要进行光疗，建议妈妈在黄疸治疗期间继续哺乳或吸乳。

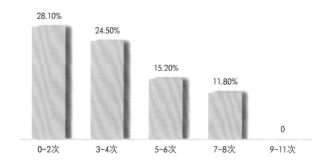

产后第 1 天勤哺乳
降低第 6 天黄疸发生率

母乳性黄疸，需要停母乳吗？

母乳性黄疸常发生于生后第 2~3 周，有时会持续至 8~12 周。母乳性黄疸的机制尚不清楚，可能是母乳中的某种成分增强了肠道对胆红素的重吸收。

过去经常建议通过暂停母乳喂养来诊断母乳性黄疸，但现在的研究认为，这种操作弊大于利。如果宝宝能吃能睡、精神状态较好，大便黄色或黄绿色，体重增长也很正常，医生评估黄疸程度不严重且未发现其他问题，妈妈一般无须因为母乳性黄疸而中断母乳喂养。需动态监测黄疸程度。通常，随年龄增长，母乳性黄疸宝宝体内的胆红素浓度会逐渐降至正常水平。如果胆红素水平持续不降低甚至增高，应评估是否存在其他导致胆红素水平升高的问题。

第五章
步入正轨 —— 0～1个月

宝宝消化道中的有益菌，30% 来自母乳，10% 来自乳房表面。

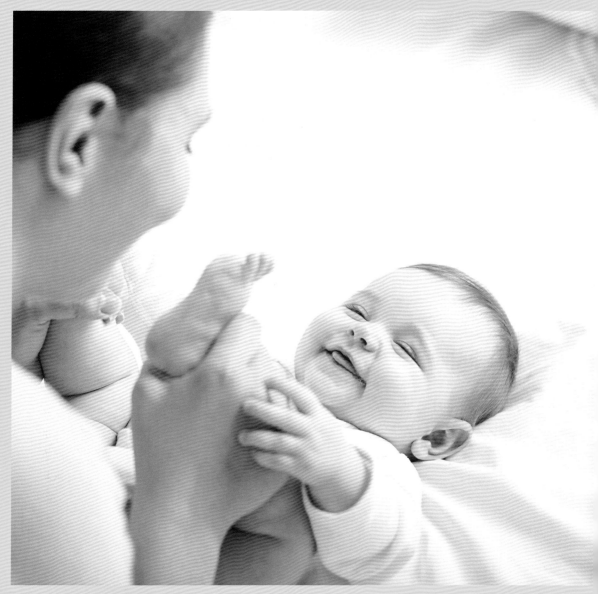

01. 前奶和后奶

"前奶"和"后奶"是人为划分的概念。前奶是指一次哺乳开始时前半段的乳汁，前奶比较稀，脂肪含量较低，看起来比较清澈，带点淡蓝色。后奶是哺乳后半段的乳汁，脂肪含量更高，看起来更浓稠，乳白色或乳黄色。在每次哺乳时，乳汁中的脂肪含量都会逐渐增加。

前奶和后奶都是有营养的，能够满足宝宝的需要。只要宝宝生长发育正常、精神状态良好，其实不用太纠结于"前奶"和"后奶"的说法。

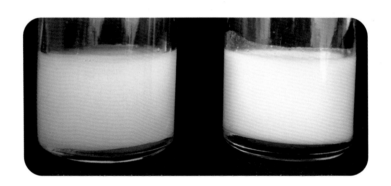

02. 每次喂一侧或两侧

每对母婴都可能不同，没有规定必须每次喂一侧或两侧。如果一侧乳房奶量已经能满足宝宝的需要，就每次喂一侧乳房，下次哺乳应从另一侧开始。如果一侧乳房不够吃，就换另一侧继续喂。

总之，建议妈妈哺乳时，先让宝宝充分吃完一侧再换，而不是频繁交替。这能够让宝宝充分吸吮，既吃到前奶，又吃到后奶，获得足够的能量满足生长发育。如果限制哺乳时间或频繁更换，那宝宝可能一直都吃的是"低脂"的前奶，而没有获得更多高热量的后奶，宝宝容易饿，体重增长也可能不太理想。

03. 引发奶阵的技巧

宝宝吸吮时会促进妈妈释放催产素。催产素与乳腺腺泡和导管上的催产素受体结合，使腺泡收缩，将乳汁挤出。这个过程称为喷乳反射或奶阵。只有引发奶阵，乳汁才能顺畅流出。奶阵发生前，能够移出的乳汁仅 4% 左右。

奶阵发生是什么感觉？

产后最初几天，妈妈哺乳时会感到肚子疼或有紧绷感，就表示奶阵来了；奶阵来了之后，宝宝吸吮方式会从短频快的节奏，变为缓慢深长有吞咽；有时，妈妈的另一侧乳房会滴奶或喷奶；也有妈妈在奶阵时会感觉乳房有轻微刺痛、酥麻过电的感觉。

如何引发奶阵？

一般来说，积极正面的刺激有助于引发奶阵，而负面情绪或刺激可能抑制奶阵的发生。宝宝直接哺乳时，能比较容易地引发奶阵。而在吸乳或挤奶时，妈妈可以通过相对固定的流程，利用多种感官的积极刺激，来更快地引发奶阵。例如视觉（宝宝照片、视频）、听觉（音乐、宝宝声音）、味觉（温热饮料）、嗅觉（宝宝衣服气味）、触觉（同样的吸乳场所）等。

哪些因素可能影响奶阵？

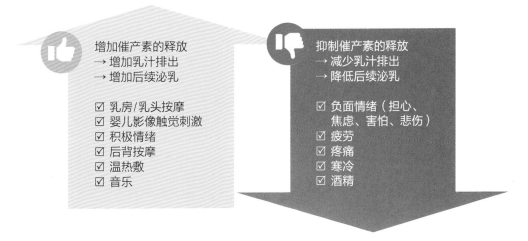

增加催产素的释放
→ 增加乳汁排出
→ 增加后续泌乳

☑ 乳房/乳头按摩
☑ 婴儿影像触觉刺激
☑ 积极情绪
☑ 后背按摩
☑ 温热敷
☑ 音乐

抑制催产素的释放
→ 减少乳汁排出
→ 降低后续泌乳

☑ 负面情绪（担心、焦虑、害怕、悲伤）
☑ 疲劳
☑ 疼痛
☑ 寒冷
☑ 酒精

04. 手挤奶的方法

妈妈可以采用手挤奶的方法来缓解乳胀等不适。首先，妈妈都需要有一个私密安全的环境，可以采取一些方法让自己放松，更快引发奶阵，比如深呼吸或播放舒缓音乐等。

- 准备好预清洁的母乳收集容器。
- 修剪指甲，清洁双手，有条件时可使用温水洗手，挤奶的感受和效果会更好。
- 按摩乳房：从乳房根部向乳头的方向轻柔按摩，帮助引发奶阵。用指腹触碰乳头，刺激乳头凸起。
- 按压 - 挤奶 - 松开：一手托住乳房，另一手的拇指和食指 C 形放在乳晕两边，距离乳头 2cm 左右，先向胸壁方向按压，再将手指对捏进行挤奶，然后松开，有节奏地重复上述的动作。
- 手指不应在皮肤上滑动或牵拉乳头，不宜过于用力，不应感到疼痛。
- 乳汁流出速度减慢时，更换位置继续挤奶。
- 双手交替挤奶，也可两侧轮流挤奶。
- 储奶容器上做好标记，尽快将乳汁储存起来。

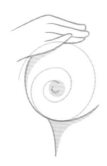
第 1 步
手指从外周向乳头方向打圈按摩乳房

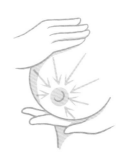
第 2 步
用手掌从外周向乳头方向轻轻拍打乳房

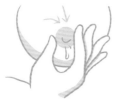
第 3 步
拇指与食指在乳晕两侧，轻柔挤奶

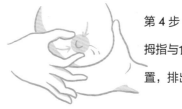
第 4 步
拇指与食指变换位置，排出乳汁

05. 吸乳器的使用方法

如果宝宝难以有效含接吸吮，或由于各种因素导致母婴分离，那么建议妈妈选择医用级吸乳器来辅助启动或维持泌乳。

- 在使用吸乳器前，认真阅读产品说明书。
- 按说明书建议清洗和消毒吸乳器配件。
- 吸乳前清洁双手。
- 选择合适的吸乳护罩。
- 用手掌同时托住乳房和吸乳护罩，使两者保持贴合但不压迫。
- 利用吸乳器的刺激模式或按摩来引发奶阵。一次吸乳过程中有多次奶阵，奶阵的次数和引发快慢关系到吸乳量的多少。
- 调节"最大舒适吸力"，即从最低吸力开始逐渐调大，当妈妈感觉稍有不适时将吸力降低一档，这种状态下吸乳最为舒适高效。
- 当乳汁流速很慢时再吸 2 分钟，如果没有下一个奶阵就停止吸乳。
- 双侧吸乳时检查两侧乳房是否都已经基本排空。如果某侧乳房内还有硬块，可继续对该侧进行按摩和吸乳。
- 储奶容器上做好标记，尽快将乳汁储存起来。

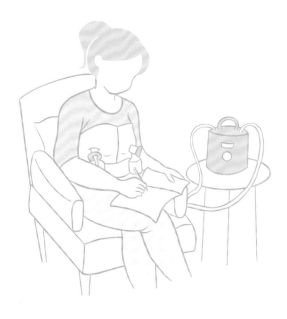

06. 妈妈的饮食

哺乳期妈妈既要分泌乳汁哺育宝宝，又要逐步补偿孕期和分娩时的营养素损耗，促进器官系统功能的恢复，需要比非哺乳期女性更多的营养。应注意食物品种的多样化，保障哺乳期的营养均衡，特别是月子期，有的妈妈可能会吃太多动物性食物，而几乎不吃蔬菜或水果等，可能导致饮食不均衡，影响妈妈的泌乳和体重恢复。

妈妈所吃的食物会影响乳汁的味道，宝宝可以通过乳汁品尝许多不同的味道，对宝宝未来接受各种食物、建立多样化平衡的膳食结构有重要的影响。

茶和咖啡中的咖啡因可能导致一些宝宝过度兴奋，妈妈应该少喝浓茶与咖啡。哺乳期应忌烟酒。吸烟、饮酒都可能影响乳汁的分泌，酒精的摄入可能抑制妈妈的奶阵，吸烟还可能会导致乳房下垂。尼古丁与酒精可以通过乳汁进入宝宝体内，影响宝宝睡眠和精神运动发育。

哺乳期妈妈营养核心推荐
《中国居民膳食指南（2022）》

- ☐ 产褥期食物多样、不过量，坚持整个哺乳期营养均衡
- ☐ 适量增加富含优质蛋白质及维生素A的动物性食物和海产品，
  选用碘盐，合理补充维生素D
- ☐ 家庭支持，愉悦心情，充足睡眠，坚持母乳喂养
- ☐ 增加身体活动，促进产后恢复健康体重
- ☐ 多喝汤和水，限制浓茶和咖啡，忌烟酒

第六章
渐入佳境 —— 1~6 个月

由于催产素的原因，母乳喂养的妈妈能够更好地应对压力。

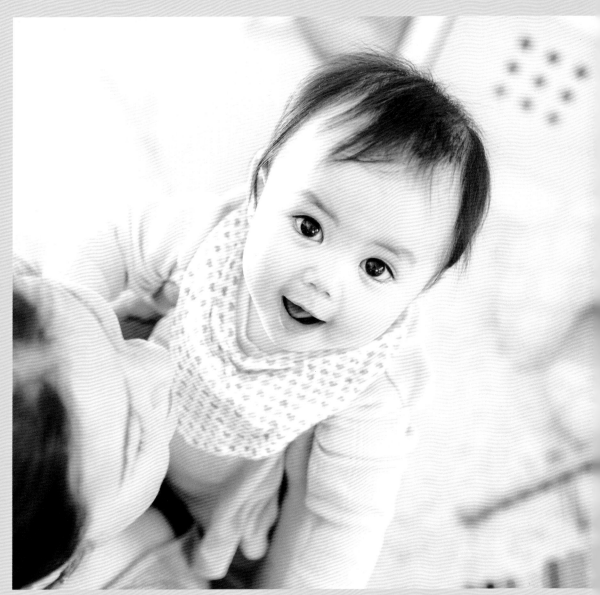

01. 母乳喂养的正常范围

每对母婴都是不同的，哺乳方式和奶量也是个性化的。从下面的研究图表数据可以看出，在生长发育正常的前提下，1~6 个月健康足月儿纯母乳喂养相关的数据跨度很大，所以妈妈不需要和"别人家的宝宝"的喂养情况进行比较，只要在母乳喂养下，宝宝体格生长符合 WHO 生长标准的趋势就好。

哺乳次数和时间?

4~13
每天哺乳的次数

12~67分钟
每次哺乳的平均持续时间

夜间哺乳属正常情况
- 多数（64%）婴儿白天晚上都会吃奶，他们 24小时内每顿奶量平均分布
- 36% 的婴儿不在夜间（晚10点至凌晨4点）吃奶，但是他们会在早上大吃一顿

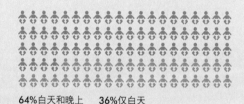
64%白天和晚上　　36%仅白天

吃哪侧乳房?

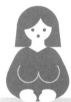

婴儿的哺乳模式是多样化的：
30% 婴儿总是吃单侧乳房
13% 婴儿总是吃双侧乳房
57% 婴儿是混合式，有时单侧，有时双侧！

平均每次哺乳会吸出乳房
67% 乳量

正常范围是多少?

婴儿会根据自己的胃口吸吮母乳，当吃饱了，当想更换一侧乳房时，就会停止吸吮。

- 婴儿从单侧乳房吃到的乳量平均为 75ml（范围：30~135ml）
- 两侧乳房乳量不一样，是正常现象

54~234ml
每次母乳喂养的平均乳量
（单侧或双侧乳房）

男宝和女宝每天吃得一样吗?

男宝比女宝母乳摄入量高，平均多76ml。

831ml
男宝
日均母乳量

755ml
女宝
日均母乳量

正常范围是……

婴儿所需母乳量平均为 798ml。每个婴儿不尽相同，有的婴儿每天摄入 478ml，有的则摄入 1 356ml。

478~1 356ml
生长符合 WHO 生长标准的纯母乳喂养婴儿每日母乳摄入量的参考范围。

婴儿通常能够通过母乳喂养获得足够的乳汁。随着婴儿长大，其哺乳次数会减少、哺乳时间会缩短、每次的摄入量会增加，但24小时（每天）的母乳总摄入量保持稳定。在出生后3~6个月之间，婴儿发育速度减缓，代谢率相对降低，此时虽然宝宝的体重增加，但每天的总奶量基本不变。

02. 母乳喂养宝宝的"腹泻"与"便秘"

母乳喂养宝宝的大便会经历几次变化，也难怪家长有时会无所适从。宝宝的排便次数、颜色、质地和变化趋势，可能帮助我们了解宝宝的状况。但不要只根据宝宝排便次数变化来判断宝宝是否出现腹泻或便秘。

母乳喂养宝宝腹泻怎么办？

母乳的成分比较容易消化吸收，一些成分能使大便保持湿润，因此母乳便通常比较稀软。有时，宝宝一边吃奶就会一边排便，这是因为口腔吸吮动作促进了肠道蠕动。因此，在生后的最初4~6 周，母乳宝宝每天会排很多次稀便，这并不是腹泻，也不需要停止母乳喂养。

有时，如果妈妈母乳过多，宝宝会吃到大量前奶，也可能出现一天排多次绿色泡沫便，宝宝还容易哭闹。这是"乳糖过载"，应让宝宝继续吃母乳，鼓励宝宝充分吃空一侧乳房，吃到更多含有脂肪的后奶，通常能够缓解这种症状。如果宝宝出现排便次数多，有水样便，大便中带有血丝，或伴随着尿量减少或发热等症状，家长需要尽快带宝宝就医。

如果宝宝排便次数多，家长还要做好宝宝臀部的卫生护理，及时更换尿片，用温水清洗，并涂抹护臀膏以避免宝宝出现"红屁股"问题。

宝宝突然不排便了，是便秘吗？

判断婴幼儿是否便秘，需要结合大便质地和排便过程，而不仅是排便频率。如果宝宝的粪便坚硬呈颗粒状，或粗大干硬不易排出，则提示宝宝存在便秘问题。而如果宝宝只是在排便时较为用力，但粪便柔软疏松，就不是便秘。

宝宝刚出生时，随着奶量增加，排便次数也会增加。之后通常在出生后 6 周左右，宝宝的大便量增加，而排便的次数减少，有的宝宝会出现连续几天不排便的情况。但如果大便看起来柔软，宝宝的排便过程也没有痛苦，同时宝宝精神好，生长状态正常，那么妈妈就不用过于担心，也不需要额外处理。一旦宝宝开始吃固体食物（如谷物等），排便情况也会改变，宝宝的排便可能会更有规律。

03. 婴儿湿疹

湿疹属于特异性皮炎在婴儿期的表现，主要发生在 1 个月 ~ 2 岁阶段，是一种反复发作的皮肤疾病。湿疹的发病机制还不是很清楚，主要与基因和环境因素有关，宝宝皮肤屏障发育不完善、免疫机制发育不成熟，因此容易出现湿疹。纯母乳喂养 3~4 个月，能降低 2 岁以内宝宝的湿疹发生率。而妈妈在孕期或哺乳期限制过敏性食物的摄入，对于宝宝湿疹的预防并无明显作用。

湿疹一年四季皆可发生。皮肤干燥的小宝宝更容易患湿疹。湿疹主要在头面部多见，躯体、四肢也可发生。湿疹部位会有瘙痒，局部干燥、起皮或有液体渗出的丘疹、丘疱疹和水疱。

宝宝出现湿疹，不需要中断母乳喂养。家长需要了解正确的皮肤护理知识，做好湿疹的控制：

- 给宝宝穿纯棉、宽松、柔软的衣物，不要穿丝质、毛织的衣物。
- 保持舒适的环境温度，避免过热，不要捂着宝宝，要及时去除汗液对皮肤的刺激。
- 洗澡时温度不要过高，以 32~37℃为宜，时间 5~10 分钟。
- 要选择温和中性的沐浴露，避免刺激性强的产品。
- 避免皮肤干燥，注意保湿。每次洗完澡后，在皮肤微湿时给宝宝全身涂抹温和低敏的润肤剂，做到足量多次涂抹。
- 控制环境中致敏物，如尘螨、动物皮屑、花粉，避免接触二手烟。
- 如果宝宝同时存在食物过敏或存在严重湿疹，可能需要对过敏原进行筛查，并在医生指导下采取针对性饮食回避等措施。
- 湿疹严重的宝宝需要药物治疗。医生会根据宝宝湿疹的严重程度来指导用药，家长需要根据医嘱进行药物治疗。

04. 利用生长曲线评估宝宝的体格生长

宝宝的生长发育是一个连续的动态过程，建议家长定期测量宝宝的体重和身长，利用 WHO 的生长标准曲线进行评估，以了解其体格生长情况。不要只关注体重，需同时关注身长、头围，通常三个指标应处于相近的百分位区间。每个宝宝的出生体重不同，遗传和环境因素也不同，因此其生长轨迹也不一样。千万不要盲目追求过快生长,过快生长可能会增加宝宝未来的肥胖、糖尿病、心血管疾病等的风险。

- WHO 生长标准曲线有男婴（蓝色）和女婴（粉色）两版,曲线的横坐标为宝宝的月龄／年龄，纵坐标是宝宝的体重、身长、头围等体格生长指标。例如下图是男婴（蓝）女婴（粉）0~2 岁的体重曲线。

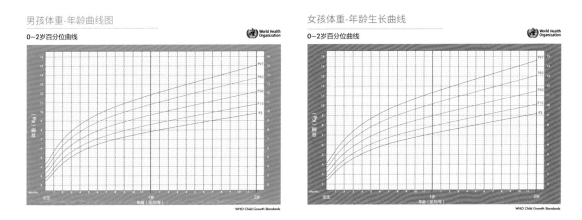

- 图中有 5 条参考曲线，中间一条曲线 P50 相当于平均值，其他曲线从上到下分别是 P97、P85、P15、P3，介于 P3~P97 的生长数据都属于正常值。如果低于 P3 或高于 P97，家长应加以关注。

- 定期测量宝宝的体重、身长、头围，并将其记录在相应的生长曲线上，在收集两次以上的数据后，用直线将各数据点连接起来，评估宝宝的生长发育趋势。

- 在使用生长曲线时，不需要特别在意宝宝某个时间点的具体数值（除非数值低于 P3 或高于 P97），而应关注体格生长的变化趋势，通常宝宝的曲线会沿着某一条参考曲线上下波动，或在 2 条曲线间波动，这都是正常的。如果宝宝生长曲线出现明显的上升或下降，跨越两个曲线区间，就需要及时咨询医护人员，排查是否存在喂养、疾病方面的问题。

05. 母乳喂养的宝宝不需要额外喝水

母乳喂养可以满足 6 个月内宝宝对水和各种营养物质的要求，所以纯母乳喂养宝宝一般不需要额外喝水，母乳中含有充足的水分，宝宝也可以通过调节哺乳的次数和奶量来保证水的摄入。

哺乳期的妈妈为了分泌乳汁和自己的生理代谢需要，一般比怀孕前增加 1 100ml 左右的水，可以通过喝水、喝汤等多种方式满足自己的需要。妈妈需要多关注自己，不要等到感到口渴才喝水。

06. 职场妈妈背奶技巧

妈妈返回工作岗位，并不意味着妈妈就不得不停止母乳喂养，还可以尝试着背奶。掌握一些背奶技巧，也许能帮妈妈更容易地坚持母乳喂养。

- 在上班前 2 周左右，妈妈可以根据上班后的吸乳计划开始吸乳，让自己提前适应，也可以保证在上班前有一定的母乳库存。提前让家人参与育儿，让宝宝开始熟悉看护人和瓶喂。
- 准备好吸乳器、备用的吸乳配件、储奶瓶 / 储奶袋等背奶装备。
- 与同事领导沟通背奶计划，特别是吸乳时间与吸乳场所的安排。
- 上班后，妈妈需要保证与宝宝瓶喂节奏相当的吸乳次数，以便收集足够的母乳并维持泌乳。
- 吸出的乳汁可在冰箱或冰包内保存，以最大限度地保持母乳的活性。
- 上班后妈妈要保证休息和健康饮食，维持好心情，有利于保持奶量。

背奶准备清单(供参考)
- ☑ 双侧电动吸乳器
- ☑ 冰包
- ☑ 储奶瓶/袋
- ☑ 吸乳文胸
- ☑ 一次性乳垫
- ☑ 备用的吸乳配件
- ☑ 宝宝照片/视频

上班前 2 周
- 与领导和同事沟通母乳喂养计划
- 设定吸乳计划并按计划时间吸乳

上班前 1 周
- 让家人照顾宝宝，彼此熟悉一下
- 准备好一定的母乳库存

上班以后
- 晚间周末增加哺乳次数能促进泌乳
- 保障足够睡眠和健康饮食

正确应对与宝宝的分离

要面对"母亲""妻子"和"员工"的三重身份压力，妈妈可能会感到辛苦疲惫，但如果继续坚持母乳喂养，能够帮助妈妈维系母子间亲密关系。母乳喂养时释放的荷尔蒙，能够帮助妈妈放松、缓解压力。

尽量与家人、同事和领导进行积极沟通，获得他们的支持。加强家庭成员支持，营造轻松愉快的家庭氛围，能够帮助妈妈减轻压力，调整心态，保持轻松心情。做好提前规划是最好的应对方式。

为了缓解妈妈宝宝的分离焦虑，需要建立稳定的情感联结，例如，下班后给宝宝提供高质量陪伴，回家后第一时间拥抱宝宝，把握好宝宝入睡前的亲子时间，增加母婴互动等。

妈妈要上班了，宝宝不吃奶瓶怎么办？

吸吮妈妈乳头和奶嘴的感受不同，突然改成奶瓶喂养，口感有变化，宝宝可能出现抵触，妈妈要理解宝宝的需求，采取多种方法尝试，让宝宝更顺利地接受奶瓶喂养。

- 上班前 1 个月左右开始，每天给宝宝尝试使用奶瓶喂养 2~3 次，这可能让宝宝更容易接受奶瓶。
- 在宝宝不太饿之前就使用奶瓶进行喂养。
- 奶瓶喂奶时，用妈妈的一件衣服包在宝宝身上。
- 不要将奶嘴硬塞进宝宝的口中，而是把奶嘴靠近其嘴唇，让宝宝自己将奶嘴含入嘴里。
- 用温水冲奶嘴，使其接近体温。
- 尝试不同形状、材质（橡胶或硅胶）和孔径大小的奶瓶 / 奶嘴，选择宝宝接受度高的奶瓶 / 奶嘴。
- 尝试不同的喂奶姿势。有些宝宝喜欢看着看护人，有的宝宝愿意背靠喂奶人。
- 如果宝宝不愿接受奶瓶，妈妈还可以尝试勺子或杯子等方式给宝宝喂奶。

07. 母乳的储存

为了最大程度保留母乳的活性成分，妈妈应该注意母乳收集存储过程中的安全与卫生。

- 吸乳或挤奶前洗净双手，选择经过预先消毒的食品级储奶容器。
- 从母乳活性成分保留程度来看，新鲜母乳优于冷藏母乳，冷藏母乳优于冷冻母乳。

储存位置	温度	储存时间
室温	16~29℃	4小时最佳 洁净条件下可接受6~8小时
冰包/冰排	~15℃	24小时
冷藏室	4℃	4天最佳 洁净条件下可接受5~8天
冷冻室	<-18℃	6个月最佳，可接受12个月

- 冷冻后体积会膨胀，因此冷冻乳汁不能超过容器体积的 3/4。
- 家庭用冰箱储存时，建议辟出专用空间单独储存。
- 不要把乳汁储存在冰箱门上的储物格里，避免温度波动的影响。
- 根据宝宝一顿的胃口来分装母乳，避免浪费。

	储奶袋	储奶瓶
材质	PE，冷藏，冷冻皆可	PP或玻璃，冷藏冷冻皆可
优点	体积小，价格较低	材质安全，方便装入倒出
缺点	不易倒入倒出，易破裂	占用空间大；价格较贵；玻璃奶瓶易摔破，易黏附，长时间冷冻可能破裂

08. 母乳的解冻与加热

母乳解冻

- 提前一晚从冷冻室里取出放在冷藏室里解冻。
- 紧急情况，可在 37℃温水里或温奶器中解冻。

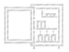
母乳解冻
与加热

置于冷藏室解冻

请勿微波炉加热母乳

冰冻母乳

温水解冻
勿在室温解冻

请勿用沸水加热母乳

解冻母乳的储存时间

- 室温存放＜4 小时。
- 冰箱冷藏＜24 小时。
- 不要再次冷冻。

母乳加热

- 冷藏的母乳加热时，可将储奶袋／瓶放入 37℃温水里加热。
- 请勿使用沸水／微波炉／烤箱加热母乳，避免烫伤宝宝或导致活性成分的损失。

注意事项

- 若有脂肪贴壁或分层，可缓慢摇匀乳汁。
- 由于脂解作用，冰冻的母乳可能有肥皂味，属于正常现象。

母乳解冻及加热注意事项

- 推荐冷藏母乳，因为冷藏母乳的营养和免疫活性物质损失更少。
- 不建议将新鲜挤出的乳汁直接加入已经冷藏或冷冻的乳汁中。应将新鲜挤出的乳汁冷藏降温后再与原有的冷藏母乳混合。
- 宝宝口腔中的细菌会进入喝过的母乳中，如果放置时间超过 1~2 小时，细菌滋生的风险会增高，喝剩的奶需要丢弃。

第七章
陪伴成长 —— 7~24 个月

母乳喂养妈妈动用自身储存的脂肪，向乳汁输送脂肪酸，满足宝宝大脑发育所需。

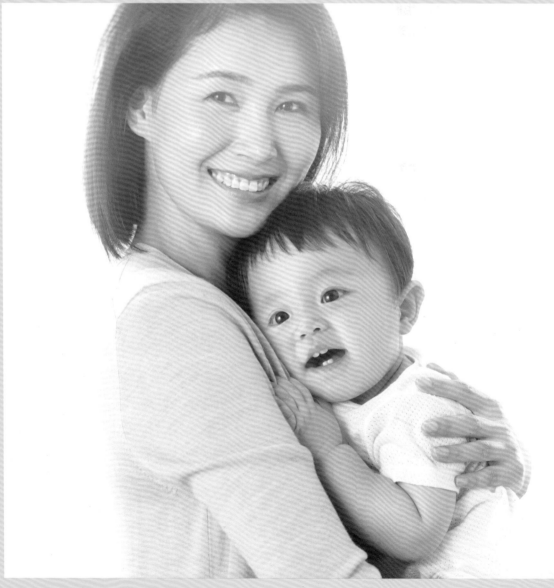

01. 夜奶频繁

所谓夜奶就是指宝宝夜间喂奶的需要，一般来说，不管是吃母乳还是吃配方奶，对于 6 个月以内的宝宝来说，夜奶是正常喂养需要。而母乳容易消化吸收，需要少食多餐。大约有 2/3 的 1~6 个月内宝宝，他们每天的奶量是平均分布在 24 小时，夜奶占 1 天总奶量的 20%。这意味着宝宝并不只是把妈妈当安抚奶嘴用的。如果此时强行断夜奶，宝宝就无法吃到足够的乳汁，难以保障宝宝适宜的生长发育。而且宝宝的大脑发育特点也决定了他们很难有类似成人的长时间睡眠，夜间醒来几次对于宝宝来说是正常现象。

即使 6~12 个月大的宝宝，能否睡整觉（5 个小时以上）仍然存在很大差异。夜间哺乳不仅给宝宝提供营养，也能提供心理安抚，因此对于长牙、生病等问题或者与妈妈白天分离的宝宝，可能会夜间醒来的次数更为频繁。母乳喂养与配方奶喂养宝宝夜间醒来或吃奶频率在上述情况时没有差别。

为了改善宝宝的睡眠，妈妈可以注意以下事项：

- 设置舒适的睡眠环境（卧室温度 20~25℃，湿度 60%~70%），不要过热或过凉。
- 检查宝宝是否生病、长牙等问题。
- 增加宝宝白天的活动量和亲子互动时间，形成良好的生活规律。
- 增加白天喂养次数。
- 在睡觉前给宝宝哺乳，让宝宝得到充分的满足。
- 合理的睡前活动，形成固定睡前程序。
- 逐渐形成与家人同步的早睡早起习惯。

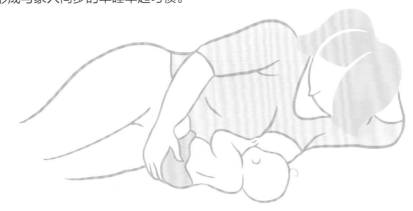

02. 辅食添加

根据《中国居民膳食指南（2022）》的建议，对于 7~24 月龄的婴幼儿，继续母乳喂养，满 6 月龄起必须添加辅食，从富含铁的泥糊状食物开始。应及时引入多样化食物，重视动物性食物的添加。需要指出，辅食是指除了母乳 / 配方奶以外的食物，辅食添加并不是用配方奶来替代母乳喂养。

继续母乳喂养：对于 7~24 个月的宝宝母乳仍然是主要的营养来源，能为 7~12 个月的宝宝提供 1/2~2/3 的能量，为 13~24 个月的宝宝提供 1/3 的能量。每天母乳量，7~9 月龄时应不低于 600ml，10~12 月龄时约 600ml，13~24 月龄时每天 500ml。

在满 6 月龄时，宝宝的消化系统、口腔运动功能、感知觉能力、认知和行为能力都已经准备好接受新食物，在满 6 月龄时开始添加辅食，不仅能满足宝宝的营养需求，还能满足其心理需求，并促进其感知觉、心理和认知行为能力的发展。

辅食添加原则：每次只添加一种，由少到多，由稀到稠，由细到粗，循序渐进。从一种富铁泥糊状食物开始，如强化铁的宝宝米粉、肉泥等，逐渐增加食物种类，逐渐过渡到半固体或固体食物。每引入一种新的食物应适应 2~3 天，观察是否出现呕吐、腹泻、皮疹等不良反应，适应一种食物后再添加其他新食物。不盲目回避易过敏食物，1 岁内适时引入各种食物。逐渐增加辅食频次和进食量。

回应式喂养：喂养过程中，应及时感知婴幼儿发出的饥饿和饱足反应，并做出恰当地回应，尊重婴幼儿对食物的选择，耐心鼓励和协助婴幼儿进食，但绝不强迫进食。

7~24 月龄婴儿喂养核心推荐
《中国居民膳食指南（2022）》

- ☐ 继续母乳喂养，满6月龄起必须添加辅食，从富含铁的泥糊状食物开始
- ☐ 及时引入多样化食物，重视动物性食物的添加
- ☐ 尽量少加糖盐，油脂适当，保持食物原味
- ☐ 提倡回应式喂养，鼓励但不强迫进食
- ☐ 注重饮食卫生和进食安全
- ☐ 定期监测体格指标，追求健康生长

第八章
常见问题

在宝宝出现感染时，妈妈会制造更多抗体进入乳汁，帮宝宝对抗感染。

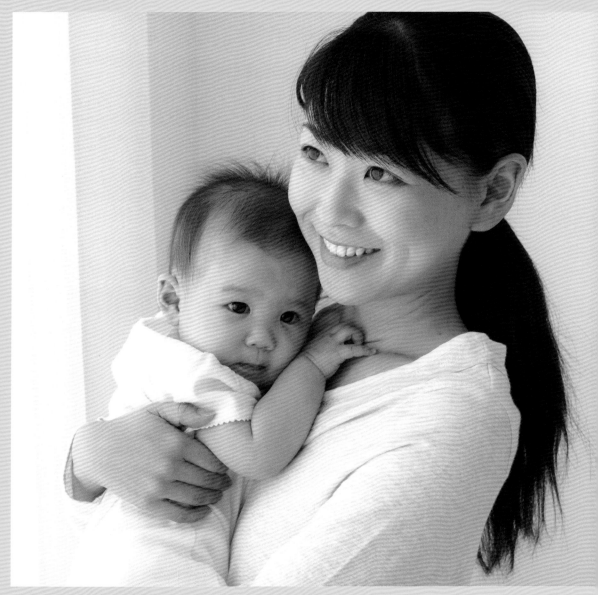

01. 妈妈生病用药，可以母乳喂养吗？

很多妈妈会在生病时停止母乳喂养，担心传染宝宝，但实际上真的需要暂停母乳喂养的疾病很少，而且母乳中的抗体能够提供保护。但生病也不要硬抗，妈妈应当及时就诊，毕竟健康的妈妈对宝宝和全家都是非常重要的。

妈妈可能会担心服用的药物会通过乳汁，给宝宝带来伤害。虽然大部分药物会不同程度地进入乳汁，但大多数药物的转运量相当低，很少会对宝宝产生影响。

一般来说，初乳阶段乳腺细胞结构容易让药物穿过，但初乳量非常有限，实际进入宝宝体内的药物剂量也非常低。而在成熟乳阶段，由于血乳屏障的存在，多数药物对哺乳期宝宝来说是相对安全的。医护人员和家长都需要知道，有明确证据提示，如果因为担心药物而停止哺乳换用配方奶时，反而可能给宝宝带来风险。

为了降低药物可能的影响，建议哺乳期用药可以考虑以下几点：

- 如果妈妈生病就医，请医生选择在哺乳期安全的药物，如药物哺乳期安全分级中 L1~L2 级别的药物，避免使用缓释或长效药物，尽可能避免长期用药。在医生指导下使用药物。
- 妈妈可以在哺乳后用药，这样就拉长距离下次哺乳的时间间隔。
- 一般来说，需要中断母乳喂养的药物非常少。若不得已必须使用哺乳期禁用的药物，需要暂停哺乳时，妈妈可以在医生指导下用药并按时吸奶，将挤出乳汁丢弃。待药物在体内基本清除后，可以继续喂奶。

风险	安全性	哺乳建议	解释
L1	安全	无须停止	对照研究中没有证实对婴儿有危险或可能危害很少
L2	比较安全	无须停止	有限哺乳用药研究里，证实该药有危险性的证据很少
L3	可能安全	专业咨询	缺乏研究证据，是否有害未知，或者对照研究显示有轻微不良反应
L4	可能有害	暂停哺乳	有明确证据证明对哺乳的婴儿有害
L5	禁忌	暂停哺乳	已证实对婴儿有害，或者该药对婴儿产生明显损害的风险高

02. 哺乳时乳头疼痛怎么办？

哺乳或吸乳都不应该感到疼痛，哺乳时宝宝不正确地含接乳房是导致妈妈乳头疼痛的最主要原因。

- 不建议妈妈中断或放弃母乳喂养，可以尝试调整哺乳姿势，特别是半躺式哺乳，能让宝宝更好地含接，可以减轻疼痛，改善哺乳效果。
- 如果一侧比较疼痛，可以从不太痛的一侧乳房开始哺乳。
- 可以先刺激奶阵，再让宝宝含接吸吮。
- 哺乳后，妈妈用母乳涂抹乳头/乳晕，待风干后再覆盖衣物。也可以涂抹羊脂膏，有助于缓解疼痛，促进愈合。不要使用需要在哺乳前擦去的药物。
- 如果皲裂或疼痛严重时，可在哺乳后使用水凝胶来保护伤口，缓解疼痛。水凝胶形成的湿性环境，有利于上皮细胞的迁移，进而加快伤口愈合，且不形成硬皮结痂，可以避免哺乳时出现二次损伤。
- 乳头疼痛损伤时，需要注意卫生。在哺乳前或触碰乳房前应洗手，哺乳间隔期间勤换乳垫。

如果问题持续存在，可能需要医护人员检查是否存在其他潜在的问题，例如宝宝的舌系带过短等，如果存在舌系带短而导致宝宝含接不良，建议向口腔科医生求助。

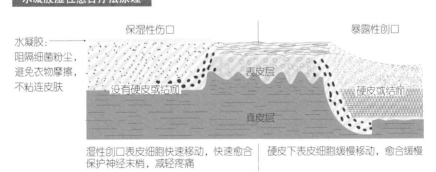

水凝胶湿性愈合疗法原理

03. 哺乳时乳头被咬破怎么办？

如果哺乳时轻度疼痛、伤口表浅、仅仅有表皮损伤，可以让宝宝正确含乳并继续哺乳。可以在哺乳时用手托住宝宝背部，保持贴合，不让宝宝往后撤的动作。只要含乳较深，宝宝就没有机会再咬破乳头。

每次哺乳后涂抹乳汁或羊脂膏等。如果乳头疼痛严重或伤口较深，可以让患侧乳房休息几天，手挤奶或用吸乳器吸乳以维持泌乳，外用羊脂膏、蛋黄油等促进伤口愈合，等伤口愈合了再继续哺乳。

04. 乳头扁平凹陷怎么进行母乳喂养？

现在不建议在产前进行扁平或凹陷乳头的纠正，这些操作通常没有帮助，还可能存在风险。一般来说，多数乳头问题在分娩前后会自行改善。因此，即使在孕早期妈妈的乳头看起来是扁平的，宝宝出生后也可能很好地含接吸吮。

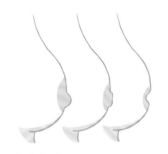

正常乳头　扁平乳头　凹陷乳头

妈妈应当记住的是，宝宝不只吸吮乳头，还需要含住乳晕，因此，如果宝宝出生后很难做好含接，妈妈可能需要及时向医护人员寻求帮助。产后能够尽快开始和宝宝皮肤接触，让宝宝自行寻找乳房吸吮。此外妈妈可以试着按摩乳头、使用吸乳器或乳头矫正器也能够帮助乳头挺立，这样宝宝的含接效果会更好。

如果乳头凹陷严重，让妈妈和宝宝反复尝试含接会让双方感到受挫。此时，可以考虑在医护人员指导下，使用乳盾来帮助宝宝含接。但需要注意的是，我们会建议妈妈选择不影响宝宝与乳房贴合的超薄硅胶乳盾，而且应当在专业人员指导下正确使用。如果使用类似奶嘴的乳盾，或使用方法不正确，会干扰宝宝的含接和对乳房的有效刺激，反而引发更多问题。

05. 怎么预防和缓解乳胀？

一般来说,产后的3~5天内妈妈出现生理性乳胀是正常现象,预示着乳腺开始大量合成乳汁了。此时妈妈感到的乳房充盈或轻微发热、胀痛,这并非都是由于乳汁蓄积,而是由于泌乳启动时血液、淋巴液聚集引起的,这种变化对于分泌乳汁来说是必要的。如果妈妈在分娩时进行了大量的静脉输液,也容易出现乳胀现象。

产后尽早皮肤接触,注意观察宝宝的哺乳需要并及时响应,鼓励宝宝频繁有效地吸吮,可以有效缓解乳胀。哺乳间隔期间,还可以通过冷敷等方法缓解不适。如果母婴分开时,可以向医护人员学习如何正确的手挤奶,通过频繁吸乳配合手挤奶,缓解不适并启动泌乳。

如果妈妈哺乳间隔时间长或宝宝不能有效地含接吸吮,就可能导致病理性乳胀,其根本原因就是没有及时移出乳汁,因此:

- 多做肌肤接触,不设限地让宝宝含接吸吮。妈妈可以手挤奶,按照宝宝吃奶的频率排乳,仍有困难时用吸乳器排乳。
- 在哺乳或吸乳前,妈妈还可以进行温敷,或采用放松方法来刺激奶阵,让乳汁顺畅地移出。
- 哺乳间隔期间可以采取冷敷等方法缓解不适。
- 出现发热、疼痛较重时,可服用布洛芬或对乙酰氨基酚缓解。
- 避免暴力通乳或盲目按摩。

06. 反复堵奶应如何护理？

如果妈妈反复出现堵奶,自行检查是否存在以下因素:奶量过多,或奶量够吃但仍进行混合喂养;多次通乳按摩;衣物或文胸过紧压迫乳房,导管损伤如乳房受过撞击或做过手术;妈妈疲劳或压力较大等。除了缓解乳胀的常规方法以外,还可以尝试:

- 保证充分休息,摄入充足的液体和营养。
- 减少动物性脂肪的摄入。
- 请专业人员指导哺乳姿势和含接姿势,改善乳汁排出效果。

注意不要反复按摩通乳,乳房在乳汁胀满时本来张力增大,此时按摩增加压力,有增加乳腺导管破损、乳汁和感染物质外漏扩散的危险,可能造成堵奶频繁发作。

07. 乳头白点或白泡如何处理?

有的妈妈会在乳头上看到白点或白泡,这可能是乳导管有乳汁栓子或水泡,也可能是因为乳管孔上有一层薄薄的皮肤堵住开口。由于乳汁无法移出,对乳导管产生压力,妈妈可能会感到局部有疼痛感。

- 如果没有明显疼痛也没有影响泌乳,可不进行处理,通过频繁哺乳,使其自行缓解。
- 哺乳时可有意识地让宝宝先吃有白点的一侧乳房。
- 调整哺乳姿势,使宝宝鼻尖或下巴朝向堵奶位置,让宝宝更好地含接。
- 如果疼痛明显,可考虑服用对乙酰氨基酚或布洛芬止痛。
- 不建议挑破白点 / 白泡,复发的概率很大。

即使以上方法不见效也不要焦虑,乳房会逐渐吸收乳管内的积乳,不影响继续哺乳。

08. 妈妈发生乳腺炎怎么办?

如果乳汁淤积伴随乳头损伤,就容易导致乳腺炎。乳腺炎是指乳腺感染或炎症,往往是由于乳汁淤积继发细菌感染。乳腺炎多发生在产后 6 周内,但在其他时间也可能会发生。乳房可能出现红肿热痛等表现,妈妈还会出现疲劳或发热、感冒样症状,有时还会观察到乳量的减少。

- 鼓励频繁有效地哺乳,让乳汁流出,可以缓解不适。
- 妈妈注意保证充分的休息,摄入足够的液体和营养。
- 如果哺乳时疼痛或无法哺乳,需要手挤或使用吸乳器,保持适当的排乳频率,避免乳汁淤积。
- 哺乳后可以对患侧乳房的疼痛处进行冷敷。
- 服用布洛芬或对乙酰氨基酚缓解发热及疼痛。
- 如果症状未见缓解,妈妈可以及时就医;如果需要药物治疗,可以和医护人员沟通,使用哺乳期可用的药物,妈妈应按照医嘱进行治疗。
- 请勿在急性乳腺炎期间轻易地停止哺乳或吸乳,或找人按摩通乳,这可能会加重症状,增加发展为乳腺脓肿的风险。

09. 乳汁过多怎么办?

妈妈的泌乳量通常由宝宝的需求决定,母乳过多通常是由于乳房自身的供求平衡机制受到干扰,如因为担心堵奶或乳腺炎,所以每次哺乳后还要再挤奶;宝宝睡眠时间长,妈妈半夜起来吸奶;为增加母乳库存而不停地吸奶。这些操作都可能导致妈妈母乳过多。

母乳过多也会造成母婴的困扰,妈妈容易出现乳胀,可能会反复堵奶,甚至发生乳腺炎。宝宝在哺乳时容易被呛到,爱哭闹,容易出现绿色泡沫便,宝宝的体重增长速度也可能有问题。有时家长会误认为是母乳不足或肠绞痛、乳糖不耐受、牛奶蛋白过敏等,可能会尝试换奶粉或采取其他干预措施。

要解决母乳太多的问题,妈妈需要避免过于频繁地排空乳房,让乳房处于相对充盈状态,发挥自身的调节作用,逐渐调整泌乳量。

- 逐渐减少排出的乳汁量和次数;如果感觉不舒服,可以稍稍挤出一点乳汁,缓解不适即可,不要吸出太多。
- 配合间断冷敷,服用布洛芬或对乙酰氨基酚缓解疼痛及发热。
- 3~4 小时内只用一侧乳房哺乳,如果另一侧乳房过于满胀,可稍微挤出一点乳汁缓解胀痛,3~4 小时后换另一侧乳房哺乳。

如果做了这些尝试后,还是没有明显改善,可以向医护人员咨询,尝试通过药物来调整奶量。

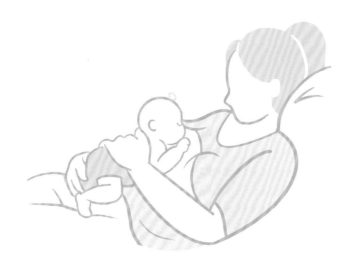

10. 宝宝哭了怎么办？

很多新手爸妈会觉得，哭了就是饿了。但实际上，新生宝宝沟通手段有限，所有的需求，宝宝可能都需要靠哭来实现。

原因和表现

- 不舒服：衣着不适，室温过冷或过热，未及时更换尿片。
- 生病或疼痛：一般伴胃口差、拒奶、呕吐、腹泻、发热、反应差等表现。
- 生活规律被打乱：来访者太多、活动太多、环境变化。
- 妈妈的食物：如牛奶、黄豆、蛋类等可能引起宝宝过敏；妈妈饮用咖啡、茶等使宝宝烦躁。
- 乳糖过载：母乳过多、流速太快、前奶吃得太多，导致绿色泡沫便。
- 肠绞痛：宝宝绷直双腿，似有腹痛，多在傍晚或晚上的某一固定时段哭闹不停，可能因为肠蠕动快或胀气，通常 3 个月后情况会改善。

如何处理

- 家长可以先抱起宝宝进行安抚，再仔细分析宝宝哭闹的原因。
- 及时满足宝宝的基本需求，比如喂奶、换尿片、拍嗝、检查有没有疼痛或瘙痒等问题。
- 如果是肠胀气，家长可能需要提供更多安抚措施，可以用背巾背着宝宝，给宝宝做按摩抚触，做排气操，也可以采取"飞机抱"，也就是宝宝俯卧在父母前臂，大人用手掌托住宝宝前胸等方法。
- 如果宝宝出现剧烈哭闹、无法安抚或哭闹持续时间较长时，伴随发热、精神差、抓挠耳朵、呕吐、腹胀等情况时，可能需要寻求医护人员的评估和诊断。

11. 早产宝宝该怎么喂养？

对于不满 37 周的早产儿来说，母乳喂养是重要的医疗措施之一，妈妈为宝宝提供的母乳具有不可替代的作用。妈妈需要了解更多关于早产宝宝母乳喂养的相关知识，让宝宝通过母乳喂养获得一个最佳的开始。

早产宝宝难以依靠自己有效持续的吸吮获得生长发育所需的营养，或者会因为住院治疗出现母婴分离。因此，妈妈需要使用高效的医用级吸乳器，及早、频繁、高效地进行吸乳，以便能获得足够的乳汁。越早开始吸乳，妈妈越有可能产生充足的母乳。最好能在产后 1~2 小时内开始吸乳，越早越好；每天 8 次以上，白天每隔 2~3 小时一次，夜间每隔 3~4 小时一次。使用医用级双侧电动吸乳器配合手挤奶来增加泌乳量。妈妈可以向专业人员咨询如何制订吸乳计划。

如果有条件，妈妈应尽可能多地看望和陪伴宝宝，进行袋鼠式护理。袋鼠式护理是指妈妈（或爸爸）与宝宝进行皮肤接触，这样做不仅有助于妈妈增加泌乳量，提供更多保护性成分，也有助于宝宝拥有稳定的生理状态，帮助宝宝尽快从胃管喂养、奶瓶喂养过渡到直接亲喂。在宝宝身旁吸奶不仅能增加吸奶量，还能让妈妈接触到宝宝周围的微生物，产生对应抗体，通过乳汁为早产儿提供更多的免疫保护。

12. 早产妈妈吸奶送奶的注意事项

由于早产宝宝更加脆弱，妈妈需要确保母乳采集、储存和运送时的安全和卫生。每次吸乳前，应特别注意洗净双手，按要求仔细清洁、消毒吸乳配件和储奶容器。吸乳后，按照医院的要求做好分装，标注好吸乳日期、时间、奶量、宝宝信息等，确保容器密封良好，然后尽快放入冰箱保存。母乳运送过程中，应该使用保温性好的冰包和预冻的冰排 / 冰袋，保证运输途中保持低温状态。医护人员通常也会核对家长信息，确认容器密封良好，储奶容器上的信息清晰准确才会接收。

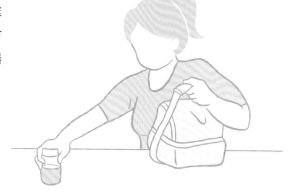

13. 为什么早产儿需要使用母乳强化剂？

出生时胎龄较小、体重较轻的早产宝宝，往往面临营养储备不足的问题，但他们的消化吸收功能也较弱，通常不能喂很多。根据中国早产儿母乳强化剂使用专家共识，为了保证早产宝宝早期生长发育，对出生体重 <1 800g 的小早产儿需要进行母乳强化，也就是在妈妈吸出的母乳中添加母乳强化剂，增加母乳的能量密度和营养素含量。实际操作时，母乳强化剂需要加入妈妈吸出的乳汁中使用。建议母乳强化剂在喂奶前加入母乳中，添加过程注意清洁操作，严格按医生建议的用量添加。喂养后未吃完的母乳要丢弃。

14. 唇腭裂宝宝如何进行母乳喂养？

如果宝宝有唇腭裂问题，对父母来说无疑是一个极大的挑战，喂养是首先需要解决的问题之一。唇腭裂宝宝的喂养困难主要表现在口腔无法密闭，宝宝的吸吮、吞咽和呼吸等功能都会受到不同程度的影响。喂奶时易呛奶、频繁打嗝，奶液可能从鼻腔反流等。唇腭裂宝宝易发生反复呼吸道感染，而母乳含有丰富的免疫活性物质，因此坚持母乳喂养能够增强宝宝的抵抗力，减少感染风险。

- 母乳喂养时为避免呛咳，应让宝宝采取直立坐姿，不要平躺着吃奶。
- 如果可以亲喂，妈妈可用手挤压乳房促使乳汁喷出。如是唇裂，妈妈可尝试用手指封住唇裂处，以增加吸吮力。如果宝宝存在腭裂，可能难以直接哺乳，妈妈可以吸出乳汁，使用唇腭裂专用的特需喂奶器进行喂养。
- 由于宝宝吸吮能力有限，妈妈哺乳后需要用吸乳器吸乳，增加乳房排空度保持泌乳。同时将吸出的乳汁，用小勺或特需喂奶器喂给宝宝，以保证宝宝摄入足够的营养。

15. 怎么选择合适的吸乳器?

吸乳器有不同类型,包括手动吸乳器、单边电动吸乳器、双边电动吸乳器,以及医用级吸乳器等。

总的来说,妈妈可以根据目前所处的泌乳阶段及对吸乳器的依赖程度,来选择适合的吸乳器。例如,手动吸乳器适合纯母乳喂养的妈妈偶尔使用;职场妈妈或其他需要高效吸乳的妈妈,可考虑使用双边电动吸乳器。如果妈妈和宝宝分开,或因为各种原因需要依靠吸乳器来建立和维持泌乳,那么医用级吸乳器可能是首选,特别是在产后的泌乳启动和泌乳建立的关键期。在专业人员指导下正确使用医用级吸乳器,对保障泌乳建立、泌乳成功至关重要!

亲喂是首选,生后 1 小时内开始哺乳,每 24 小时哺乳 8~12 次。泌乳启动一般在产后第 2~5 天

有泌乳风险因素或无法亲喂,可用医用级吸乳器促进泌乳启动,配合手挤排出初乳

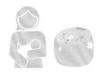

在家亲喂,上班或外出时用个人用吸乳器维持泌乳

泌乳建立后达到供需平衡,如无法亲喂,应继续频繁吸乳

16. 如何选择合适尺寸的吸乳护罩?

吸乳过程和哺乳一样,不应该出现疼痛。如果妈妈吸乳时,吸乳护罩尺寸不合适,可能会影响吸乳效果,也可能导致吸乳时疼痛或损伤。吸乳器一般有多种不同尺寸的护罩,请在使用吸乳器前,测量并选择合适大小的吸乳护罩。

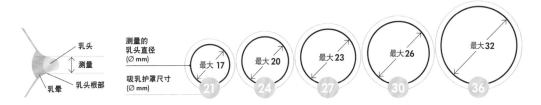

第1步
使用直尺或卷尺测量乳头根部的直径,单位为毫米(mm)。**测量时不要包含乳晕部分**

第2步
+4mm 原则,根据测量结果从图中选择对应的护罩尺寸。如测量直径为 16mm,因为<17mm,所以应选择 21mm 吸乳护罩

测试吸乳护罩尺寸是否合适

- 先尝试吸乳器自带的护罩或根据测量结果选择的吸乳护罩
- 保证乳头在吸乳护罩管道中央,吸乳护罩轻轻贴着乳房
- 调到最大舒适负压以保证最佳吸力
- 按图上说明评估吸乳时吸乳护罩是否合适

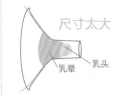

尺寸合适

- 乳头位于吸乳护罩管道中央,可以自由移动

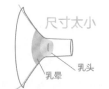

尺寸太小

- 乳头摩擦吸乳护罩管道
- 尝试更大尺寸的吸乳护罩

尺寸太大

- 大量乳晕被拉入吸乳护罩管道中
- 尝试更小尺寸的吸乳护罩

您知道吗?

- 两侧乳房可能需要不同大小的吸乳护罩
- 吸乳护罩的尺寸取决于乳腺组织和皮肤的弹性
- 吸乳的不同阶段可能需要不同尺寸的吸乳护罩
- 吸乳时由于负压,乳头尺寸会有变化
- 用力按压吸乳护罩容易导致乳导管堵塞

何时需要更换新尺寸的吸乳护罩

- 乳头是否会碰到管道引起不适?
- 是否看到过多乳晕被吸入管道中?
- 是否观察到皮肤发红或乳头 / 乳晕发白?
- 吸乳后是否感觉有未吸出的乳汁?

如果上述任何一个问题答"是",您可能需要尝试更换吸乳护罩。如果不确定如何选择,请咨询医护人员或母乳喂养专家。

○ ARABIN B, BASCHAT AA. Pregnancy: an underutilized window of opportunity to improve long-term maternal and infant health-an appeal for continuous family care and interdisciplinary communication. Front Pediatr,2017,5:69.

○ Baby-friendly Hospital Initiative training course for maternity staff trainer's guide. Geneva: World Health Organization and the United Nations Children's Fund (UNICEF), 2020.

○ FLAHERMAN VJ, SCHAEFER EW, KUZNIEWICZ MW, et al. Early weight loss nomograms for exclusively breastfed newborns. Pediatrics, 2015, 135(1): 16-23.

○ KEL, SHUHANL, SHAN M, et al. Application of donor human milk supporting system in assisting breast feeding of infants born to mothers with high-risk pregnancy. Journal of Third Military Medical University, 2019, 41(22): 2212-2216.

○ MEIER PP, PATEL AL, HABAN R, et al. Which breast pump for which mother: an evidence-based approach to individualizing breast pump technology. J Perinatol, 2016, 36(7):493-499.

○ STUEBE AM, RICH-EDWARDS JW. The reset hypothesis: lactation and maternal metabolism. A J Perinatol, 2009, 26(1): 81-88.

○ The Amazing Science of Mother's Milk. Ebook www.medela.com/breastfeeding/mums-journey/the-amazing-science-of-breast-milk

○ 高雪莲,孙瑜,张美华.母乳喂养与人类泌乳学.6版.北京:人民卫生出版社,2021.

○ 姜梅,罗碧如.母乳喂养临床手册.北京:人民卫生出版社,2021.

○ 童笑梅,封志纯.早产儿母乳喂养.北京:人民卫生出版社,2017.

○ 辛华雯,杨勇.药物与母乳喂养.17版.北京:世界图书出版社,2019.

○ 新生儿重症监护室母乳使用专家共识核心组,曹云,李正红,等.新生儿重症监护室母乳使用专家共识.中国循证儿科杂志,2021,16(3):8.

○ 杨月欣,葛可佑.中国营养科学全书(下).2版.北京:人民卫生出版社,2019.

○ 早产儿母乳强化剂使用专家共识工作组,中华新生儿科杂志编辑委员会.早产儿母乳强化剂使用专家共识.中华新生儿科杂志(中英文),2019,34(5):321-328.

○ 张思莱.张思莱科学育儿全典.北京:中国妇女出版社,2020.

○ 中国医师协会皮肤科医师分会儿童皮肤病专业委员会,中华医学会皮肤性病学分会儿童学组,中华医学会儿科学分会皮肤性病学组.儿童特应性皮炎相关食物过敏诊断与管理专家共识.中华皮肤科杂志,2019,052(010):711-716.

○ 中国营养学会.中国居民膳食指南.北京:人民卫生出版社,2022.

○ 中华医学会儿科学分会儿童保健学组,中华医学会围产医学分会,中国营养学会妇幼营养分会,等.母乳喂养促进策略指南(2018版).中华儿科杂志,2018,56(004):261-266.

○ 中华医学会皮肤性病学分会儿童皮肤病学组.中国儿童特应性皮炎治疗共识(2017版).中华皮肤科杂志,2017,50(11):784-789.

○ 中华预防医学会儿童保健分会.婴幼儿喂养与营养指南.中国妇幼健康研究,2019(4):26.

图书在版编目（CIP）数据

母乳喂养指导手册 / 冯琪主编 . —北京：人民卫生出版社，2022.7（2025.1 重印）

ISBN 978-7-117-33244-6

Ⅰ.①母… Ⅱ.①冯… Ⅲ.①母乳喂养 – 手册 Ⅳ.①R174-62

中国版本图书馆 CIP 数据核字（2022）第 100030 号

人卫智网	www.ipmph.com	医学教育、学术、考试、健康，购书智慧智能综合服务平台
人卫官网	www.pmph.com	人卫官方资讯发布平台

母乳喂养指导手册

Muruweiyang Zhidao Shouce

主　　编：冯　琪

出版发行：人民卫生出版社（中继线 010-59780011）

地　　址：北京市朝阳区潘家园南里 19 号

邮　　编：100021

E - mail：pmph @ pmph.com

购书热线：010-59787592　010-59787584　010-65264830

印　　刷：北京华联印刷有限公司

经　　销：新华书店

开　　本：787 × 1092　1/16　印张：4.25

字　　数：103 千字

版　　次：2022 年 7 月第 1 版

印　　次：2025 年 1 月第 7 次印刷

标准书号：ISBN 978-7-117-33244-6

定　　价：25.00 元

打击盗版举报电话：010-59787491　E-mail：WQ @ pmph.com

质量问题联系电话：010-59787234　E-mail：zhiliang @ pmph.com

数字融合服务电话：4001118166　E-mail：zengzhi @ pmph.com